名医名方

王子鱼◎编著

中医古籍出版社
Publishing House of Ancient Chinese Medical Books

图书在版编目（CIP）数据
名医名方 / 王子鱼编著. -- 北京 : 中医古籍出版社, 2024. 10. -- ISBN 978-7-5152-2869-3
Ⅰ. R289.5
中国国家版本馆CIP数据核字第202474TJ17号

名医名方
王子鱼　编著

策划编辑　姚　强
责任编辑　李美玲
封面设计　李舒园
出版发行　中医古籍出版社
社　　址　北京市东城区东直门内南小街 16 号（100700）
电　　话　010-64089446（总编室）　010-64002949（发行部）
网　　址　www.zhongyiguji.com.cn
印　　刷　天津海德伟业印务有限公司
开　　本　640mm × 910mm　1/16
印　　张　10
字　　数　133 千字
版　　次　2024 年 10 月第 1 版　2024 年 10 月第 1 次印刷
书　　号　ISBN 978-7-5152-2869-3
定　　价　59.00 元

前 言

在中医学绵延数千载的发展长河中，一众医药学家在其中熠熠生辉。他们悬壶济世，健全完善了无数经过临床检验的良方。这些不断发展壮大的名医名方丰富了今天完善的中医学体系，是中华民族的宝贵财富。

中医药“防治未病，整体调理”观念深入人心，整理名医名方，普及中医治病防病知识，就具有时代紧迫性。因此我们编撰本书，其目的除了继承发扬名老中医的学术思想及经验外，更是为了让更多普通读者受惠于中医药这一民族瑰宝，以祛病养生。

方剂能治病，除了恰中病机，配伍精当，便是取决于其特定的剂量。纵观中医数千年发展史，度量衡制度也在不断演变与调整，如李时珍言：“古之一两，今用一钱；古之一升，即今之合半。”张介宾认为：“古之一两，为今之六钱；古之一升，为今之三合三勺。”陈修园云：“大抵古之一两，抵今为三钱。”钱天来云：“汉之一两，即今之二钱七分也。”历史上古方剂量是一大疑案，不是经方不灵，而是我们未能继承先师的衣钵真传。因此，为了便于读者更好地理解中医的博大精深，我们均按原方所载，未做其他调整。

《医学源流论》中提到了“古方加减论”之内容，古人即有加减之法（其病大致相同，而所表现的症状或者不同，则不必更立一方），故中医有“一人一方”的理念。读者切不可自行用药，切莫因小失大！

本书内容以科为纲，以症为目，以方为本，精选了古今名医数百首名方验方，除了针对常见病和多发病的治疗预防，还涉及诸多疑难重病；针对每种病症，都配有若干首名方，适合每一位中医爱好者阅读参考。

目录

第一章 内 科

第二章　外　科

第三章　妇产科

第四章　儿　科

第五章　五官科

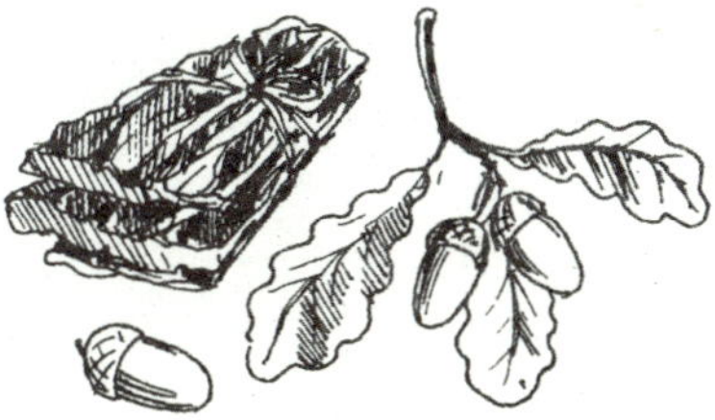

第一章

内 科

一、感冒

二香散

【出处】《世医得效方》卷一。

【组成】紫苏、陈皮、苍术、厚朴（去粗皮）、姜汁（拌炒）、甘草、扁豆各一两，香薷（去根）二两，香附（炒）二两半。

【功效】解表散邪，和中化湿。

【主治】感冒风寒暑湿，呕恶泻利，腹痛，瘴气，饮冷当风，头痛身热，伤食不化。

【加减】外感肿满，加车前子、木瓜。

【用法】为末，每服四钱，水一盏半，生姜三片，木瓜两片，葱白两根，水煎热服。

三拗汤

【出处】《太平惠民和剂局方》卷二。

【组成】甘草（不炙）、麻黄（不去根、节）、杏仁（不去皮、尖）各等分。

【功效】疏风宣肺，止咳平喘。

【主治】感冒风邪，鼻塞声重，语音不出，或伤风伤冷，头痛目眩，四肢拘挛，胸满气短。

【用法】㕮咀为粗散，每服五钱，水一盏半，生姜五片，同煎至一盏，去滓，口服，以衣被盖覆睡，取微汗为度。

小儿金丹

【出处】《全国中药成药处方集》（天津方）。

【组成】川贝母、橘红各四钱，羌活、生地黄、木通、大青叶、荆芥穗、桔梗、前胡、山川柳、赤芍、制南星、玄参（去芦）各三钱，薄荷二钱，钩藤、制半夏、枳壳（麸炒）各三钱，葛根、天麻、防风、甘草、炒牛蒡子各二钱。

【功效】疏风化痰，清热镇惊，止嗽。

【主治】伤风感冒，发热头痛，鼻流清涕，咳嗽气促，咽腮肿痛，惊悸心烦，疹出迟缓。

【用法】共为细粉，每细粉六两二钱兑羚羊角粉、犀角（水牛角代）粉各五分，朱砂面八钱，冰片一钱。研细和匀，炼蜜为丸，五分重，蜡皮或蜡纸筒封固，周岁以上每次服一丸，周岁以下酌减，白开水化服。

宁嗽化痰汤

【出处】《证治准绳·类方》。

【组成】桔梗、枳壳（麸炒）、半夏（姜汤泡七次）、陈皮、前胡、葛根、茯苓各一钱，紫苏一钱二分，麻黄一钱（冬月加，夏月减），杏仁（炒，去皮、尖）、桑皮各一钱，甘草四分。

【功效】宣肺散寒，化痰止咳。

【主治】感冒风寒，咳嗽痰白，鼻塞流涕，或恶寒发热，头疼身痛，脉浮而紧。

【用法】水二盅，姜三片，煎八分，食远热服。

芎术香苏散

【出处】《卫生宝鉴·补遗》。

【组成】川芎、香附、紫苏各四两，炙甘草一两，苍术、陈皮各二两。

【功效】理气解毒。

【主治】四时感冒，头痛发热，或鼻塞声重。

【用法】为粗末，每服三五钱，水煎，去滓，热服，不拘时候，日三服。

二、咳嗽

人参败毒散

【出处】《太平惠民和剂局方》卷二。

【别名】败毒散（《类证活人书》卷十七）。

【组成】柴胡（去苗）、甘草（炙）、桔梗、人参（去芦）、川芎、茯苓（去皮）、枳壳（去瓤，麸炒）、前胡（去苗，洗）、羌活（去苗）、独活（去苗）各等分。

【功效】益气解表，散风除湿。

【主治】伤寒时气，头项强痛，壮热恶寒，身体烦疼，以及寒壅咳嗽，鼻塞声重，风痰头痛，呕哕寒热。

【用法】为粗末，每服二钱，水一盏，入生姜、薄荷各少许，同煎七分，去滓，不拘时候，寒多则热服，热多则温服。

清咽利膈丸

【组成】射干、连翘、栀子、黄芩、熟大黄、牛蒡子、薄荷、天花粉、玄参、荆芥穗、桔梗、甘草。

【功效】清咽利膈，消肿止痛。

【主治】邪热壅盛或肺胃积热所致急性咽炎、急性扁桃体炎、急性喉炎、腮腺炎、支气管炎、肺炎等，症见咽喉肿痛，面赤腮肿，胸膈不利，咳吐黄痰，口苦舌干，大便秘结，小便黄赤。

【用法】水丸，每50粒重3克，每袋18克。1次6克，1日2次，温开水送服。

【宜忌】忌食辛辣厚味之物。

三、慢性支气管炎

感冒丸

【组成】连翘15克，金银花15克，板蓝根9克，麻黄6克，苦杏仁6克，薄荷6克，紫苏子6克，淡豆豉3克，荆芥穗3克，桑叶3克，天花粉6克，桔梗6克。

【功效】清热解毒，止咳平喘。

【主治】风热感冒、急性支气管炎、慢性支气管炎急性发作、肺炎、扁桃体炎等，症见发热微恶寒，头身疼痛，咽痛口干，咳嗽气喘，痰多色黄白相间，舌苔薄腻，脉滑数。

【用法】丸剂。大蜜丸，每丸6克，1次1～2丸，1日2次；水丸，每100粒重约20克，1次6克，1日2次，温开水送服。

【宜忌】忌食油腻荤腥。

小青龙冲剂

【组成】麻黄9克，桂枝6克，白芍9克，干姜3克，细辛3克，五味子3克，半夏9克，甘草6克。

【功效】解表散寒，温肺化饮，止咳平喘。

【主治】外感风寒、肺有停饮所致慢性支气管炎急性发作、支气管哮喘、过敏性鼻炎等病，症见恶寒发热，无汗，咳嗽气喘，痰多而稀，或痰饮咳喘，不得平卧，或身体疼重，头面四肢浮肿，舌苔白滑。

【用法】冲剂，每袋9克。1次9克，1日3次，开水冲服。

参苏感冒片

【组成】党参15克，紫苏叶9克，葛根9克，前胡9克，半夏6克，茯苓9克，陈皮9克，桔梗6克，枳壳6克，甘草3克，麦冬6克，桑白皮6克。

【功效】益气解表，理气化痰，利肺止咳。

【主治】气虚有寒所致慢性支气管炎、反复呼吸道感染、老幼体弱者之感冒，症见恶寒发热，头痛，鼻塞，咳嗽，胸闷，痰多，倦怠乏力，气短懒言，舌淡，苔白，脉浮无力。

【用法】片剂，每片重0.5克。1次4～5片，儿童酌减，1日3次，温开水送服。

【宜忌】体质强壮、表证较重、里热炽盛者不宜使用。

六君子丸

【组成】党参15克，白术（麸炒）15克，茯苓9克，法半夏6克，陈皮6克，炙甘草3克。

【功效】补脾益气，燥湿化痰。

【主治】各种原因所致的脾胃气虚之食量不多、神疲倦怠、咳嗽痰多、胸腹胀满、大便溏薄等症。现多用于慢性胃肠炎、慢性胃炎、胃及十二指肠溃疡、慢性支气管炎。

【用法】水丸，每包9克。1次9克，1日2次，温开水送服。

【宜忌】有外感者慎服，忌食生冷及不易消化的食物。

四、肺气肿

小青龙合剂（冲剂、口服液、糖浆）

【组成】麻黄9克，桂枝6克，白芍9克，半夏（制）9克，干姜3克，炙甘草6克，五味子3克，细辛3克。

【功效】解表化饮，止咳平喘。

【主治】外感风寒、内停水饮之恶寒发热、无汗、喘咳痰稀等症。现多用于急慢性支气管炎、肺气肿、肺源性心脏病等。

【用法】①糖浆剂，每瓶100毫升，1次10～20毫升，1日3次；②冲剂，每包15克，1次15克，1日3次；③口服液，每支10毫升，1次10毫升，1日3次。

【宜忌】忌饮食生冷，慎寒凉，孕妇慎用。

橘红痰咳液（冲剂）

【组成】橘红、茯苓、苦杏仁、五味子、半夏、甘草、白前、百部等各等分。

【功效】化痰和胃，止咳平喘。

【主治】痰湿或痰饮阻肺之急慢性支气管炎、支气管哮喘、喘息性支气管炎、肺气肿、肺心病及硅肺等病，症见咳嗽痰白，喘息不得卧，胸脘憋闷，呼吸急促，喉中痰鸣，甚则张口抬肩，呕吐痰涎，或喘咳痰多，颜面浮肿，头重身痛等。

【用法】①口服液，每小瓶10或20毫升，1次10～20毫升，1日2次，小儿酌减；②冲剂，每袋10克，1次1袋，1日2次，开水冲化服用。

【宜忌】忌食生冷、油腻、辛辣厚味。

消喘膏

【组成】白芥子15克，细辛 3克，甘遂15克，延胡索9克，鲜姜汁3克等。

【功效】温肺祛寒，豁痰平喘。

【主治】肺有寒痰所致支气管哮喘、喘息性支气管炎、肺气肿，症见气喘息涌，咳嗽，痰多而清稀，胸闷如窒，背寒，舌苔白滑，脉迟缓。

【用法】软膏剂，每盒 6块橡皮膏，6粒丸药，每丸重3克。用时取药丸置于橡皮膏中央，然后分贴于肺俞、心俞、膈俞处，一般每次贴4～10小时，3～5天贴1次，发作期每日或隔日1次。

【宜忌】孕妇禁用，热喘者亦不宜贴用。如贴后局部有烧灼感或疼痛，可提前取下。

蛇胆川贝枇杷膏

【组成】蛇胆汁3克，川贝母9克，枇杷叶9克，半夏15克。

【功效】润肺止咳，化痰定喘。

【主治】肺燥痰阻所致慢性支气管炎急性发作、上呼吸道感染、阻塞性肺气肿等，症见咳嗽，痰黏咯吐不爽，气喘胸闷等。

【用法】膏剂，1次15毫升，小儿酌减，1日3次。

【宜忌】孕妇忌服，痰稀有寒者慎用。

五、支气管哮喘

肾气丸

【出处】《金匮要略》。

【别名】八味肾气丸（《金匮要略》）、崔氏八味丸（《金匮要略》）、金匮肾气丸（《内科摘要》卷下）、桂附八味丸（《医方集解》）、桂附地黄丸（《医宗金鉴》卷四十三）。

【组成】干地黄八两，山药、山茱萸各四两，泽泻、牡丹皮、茯苓各三两，桂枝、附子（炮）各一两。

【功效】温补肾气。

【主治】肾气不足，腰酸脚软，肢体畏寒，少腹拘急，小便不利或频数，舌质淡胖，尺脉沉细；以及痰饮喘咳，水肿脚气，消渴，久泻，妇人转胞。现用于糖尿病、甲状腺功能减退、慢性肾炎、肾上腺皮质功能减退及支气管哮喘等属于肾气不足者。

【用法】为末，炼蜜和丸，梧桐子大，酒下十五丸，加至二十五丸，日再服。

千日红

【功效】止咳平喘，平肝明目。

【主治】支气管哮喘，急慢性支气管炎，百日咳，肺结核咯血，头晕，视物模糊，痢疾。

【用法】10～15克，煎服。

云香草

【功效】止咳平喘，消炎止痛，祛风利湿。

【主治】支气管哮喘，慢性支气管炎，风湿性关节炎，神经痛，肠炎，消化不良。

【用法】9～15克，煎服，煎浓汤。

小青龙冲剂

【组成】麻黄9克，桂枝6克，白芍9克，干姜3克，细辛3克，五味子3克，半夏（制）9克，炙甘草6克。

【功效】解表散寒，温肺化饮，止咳平喘。

【主治】外感风寒，肺有停饮所致慢性支气管炎急性发作、支气管哮喘、过敏性鼻炎等病，症见恶寒发热，无汗，咳嗽气喘，痰多而稀，或痰饮咳喘，不得平卧，或身体疼重，头面四肢浮肿，舌苔白滑等。

【用法】冲剂，每袋9克。1次9克，1日3次，开水冲服。

六、肺热声嘶

鹭鸶咳丸

【组成】麻黄9克，甘草9克，白芥子9克，杏仁9克，石膏9克，蛤壳9克，紫苏子9克，瓜蒌皮9克，天花粉9克，青黛3克，射干9克，牛蒡子8克，细辛3克，麝香0.1克，龙涎香1克，栀子9克。

【功效】养阴清肺，止咳化痰。

【主治】肺热阴伤所致百日咳、支气管炎、肺结核，症见呛咳阵作，咳声嘶哑，喉中痰鸣，咳痰量少或痰中带血，口干咽痛，舌苔欠润等。

【用法】蜜丸，每丸重1.2克。1次1～2丸，1日2次，梨汤或温开水送服。

保喉片

【组成】连翘9克，乌梅1枚，甘草3克，麦冬15克，天花粉15克，木蝴蝶3克，蟾酥0.05克，薄荷9克，玄参9克，冰片0.1克。

【功效】滋阴降火，生津润燥。

【主治】肺阴不足或热伤津液所致慢性咽炎、慢性喉炎，症见咽喉干燥，咽痒微痛，吞咽不舒，声嘶不扬，口干思饮，痰难咯出，大便干，舌质红，苔少等。

【用法】片剂，每片0.6克，每盒12片。1次2～3片，1日3次，温开水送服。

七、胸膜炎

啤酒花

【功效】健胃消食，抗痨，安神利尿。

【主治】食欲不振，腹胀，肺结核，胸膜炎，失眠，癔症，浮肿，膀胱炎。

【用法】1.5～4.5克，水煎当茶饮。

十枣丸

【组成】制甘遂12克，制芫花12克，京大戟12克，大枣10枚。

【功效】峻下逐水。

【主治】水饮停聚所致渗出性胸膜炎、肝硬化、血吸虫病或肾炎水肿所致腹水，症见胁下引痛，干呕短气，咳喘气急，舌苔水滑；或腹部胀满膨隆，腹壁青筋暴露，面色萎黄或黧黑，头痛目眩，小便短少，舌质青暗，苔白腻或水滑等。

【用法】丸剂，每50粒重3克。1次1.5～3克（每袋6克），清晨空腹送服，服药从小剂量（1.5～2克）开始，逐渐加量至常用药量3克为止。如患者体质尚可，泻后积水未尽，可连用数日；如泻后神疲乏力，食欲减退，虽积水未尽，亦应暂停服药，以糜粥调养，1～2日后再视患者具体情况而定。

【宜忌】孕妇及体虚者忌服，忌与甘草同用，禁食食盐。

八、食滞

大安丸

【出处】《丹溪心法》卷五。

【组成】山楂二两，神曲（炒）一两，半夏一两，茯苓一两，陈皮半两，莱菔子半两，连翘半两，白术二两。

【功效】健脾消食。

【主治】食积兼有脾虚者，或小儿脾虚食滞。

【用法】为末，粥糊丸服。

大健脾丸

【出处】《古今医统》卷二十三。

【组成】人参（清河者，饭上蒸）二两，白术（无油者，土炒）三两，枳实（饭上蒸）一两，广陈皮（米泔浸）二两，青皮（米醋炒）一两，白茯苓（饭上蒸）二两，半夏曲（炒）一两，谷芽（炒）、川黄连（用吴茱萸五钱浸，炒赤色，去茱萸）一两六钱，山楂肉（饭上蒸）一两，广木香（不见火）、白豆蔻仁（炒）各五钱。

【功效】健脾胃，祛湿热，消食积，除痞满。

【主治】脾胃虚弱，湿热内停，食滞气阻，胸膈痞满，食欲不振，体倦乏力，大便不爽，苔腻微黄者。

【用法】为末，用长流水煮荷叶米粥捣丸，绿豆大，每服百丸，食前白汤下。

九、急性胃肠炎

甘露消毒丹

【出处】《温热经纬》卷五。

【别名】普济解毒丹（《温热经纬》卷五）、甘露消毒丸（《中药制剂手册》）。

【组成】滑石十五两，茵陈十一两，黄芩十两，石菖蒲六两，川贝母、木通各五两，藿香、射干、连翘、薄荷、白豆蔻各四两。

【功效】化浊利湿，清热解毒。

【主治】湿温初起，邪在气分，湿热并重，症见身热困倦，胸闷腹胀，无汗而烦，或有汗而热不退，尿赤便秘，或泻而不畅，有热臭气，或咽痛颐肿，舌苔黄腻或厚腻。现也用于治疗肠伤寒、传染性黄疸型肝炎、急性胃肠炎等属于湿热并重者。

【用法】为细末，每服三钱，日两次，开水调服，或以神曲糊丸，如弹子大，温开水化服。

左金丸

【组成】黄连180克，吴茱萸30克。

【功效】清热和胃，平呕止泻。

【主治】肝郁火旺所致胃脘痛、胁痛。现常用于急性胃肠炎、急性胆囊炎、急慢性胃炎、胃酸过多等病，症见疼痛阵作，口干口苦，嗳气吞酸，小便短赤，大便秘结或呕吐、泄泻，舌质红，苔薄黄腻，脉弦滑数等。

【用法】水丸，每50粒重3克，每袋6克或18克。成人1次3～6克，儿童、老人用量酌减，1日2～3

次，温开水送服。

【宜忌】不宜久服，孕妇慎服，肝血虚所致胁痛者忌用。

保济丸

【组成】钩藤、菊花、白蒺藜、厚朴、木香、苍术、天花粉、藿香、葛根、茯苓、薄荷、橘红、白芷、薏苡仁、神曲、谷芽等，各等分。

【功效】祛风解表，化湿和中。

【主治】四时感冒、胃肠型感冒、急性胃肠炎等属外邪束表、湿滞内蕴证者，症见身热恶风，头身疼痛，身重困倦，胸脘痞闷，恶心呕吐，纳少腹胀，大便稀溏，舌苔薄腻，脉濡。

【用法】水丸，每瓶70粒或140粒。1次1～2瓶，1日3次，温开水送服。

【宜忌】忌食生冷油腻。

行军散

【组成】姜粉6克，冰片0.1克，硼砂（炒）1.5克，硝石（精制）15克，雄黄0.05克，珍珠0.1克，牛黄0.15克，麝香0.03克。

【功效】开窍辟秽，清暑解毒。

【主治】夏月暑热所致中暑、急性胃肠炎等病，症见头目眩晕，神志不清，头胀胸闷，恶心呕吐，腹痛泄泻等；亦可治口腔溃疡、急性扁桃体炎、咽炎等属热毒所致者，症见口舌生疮，咽喉肿痛。

【用法】散剂，每瓶0.3克、0.9克。每次0.3～0.9克，1日1～2次，温开水或凉开水调匀服下。外用涂抹鼻腔或搐鼻，可避时疫瘴气，点眼可治风热障翳。

【宜忌】本药既可用于治疗，又可用于预防，既可内服，亦可外用，是夏季旅行、野营常备药品。孕妇忌服，忌腥冷油腻食物。

十、呕吐

四味香薷饮

【出处】《医学心悟》卷三。

【组成】香薷、扁豆、厚朴（姜汁炒）各一钱半，甘草五分。

【功效】祛暑解表，化湿和中。

【主治】风寒闭暑证，症见头痛发热，心烦口渴，或呕吐泄泻，发为霍乱，或两足转筋。

【加减】若兼风寒，加荆芥、秦艽、蔓荆子；若兼霍乱吐泻，心烦口渴，加黄连；若两足转筋，加木瓜、茯苓；若风暑相搏，而发搐搦者，加羌活、钩藤。

【用法】水煎服。

加减藿香正气散

【出处】《医便》卷二。

【组成】藿香一钱五分，白芷、川芎、紫苏叶、半夏、苍术各一钱，白术、白茯苓、陈皮、厚朴（姜制）各八分，甘草三分。

【功效】解表化湿，辟恶止呕。

【主治】非时伤寒，头疼憎寒壮热，痞满呕吐，时行疫疠，山岚瘴疟，水土不服。

【用法】加生姜三片，大枣一枚，水煎，空腹热服。

救急十滴水

【出处】《北京市中药成方选集》。

【组成】鲜姜二两（浸酒精十二两），丁香二两（浸酒精十二两），大黄四两（浸酒精十六两），辣椒二两（浸酒精十六两），樟脑三两（浸酒精十六两），薄荷水七钱（浸酒精十六两）。

【功效】清暑散寒。

【主治】中暑霍乱，呕吐恶心，绞肠痧症。

【用法】上六味，各泡或合泡十数日，去滓澄清装瓶，每瓶八分，每服一瓶，温开水送下。

至宝锭

【出处】《中药制剂手册》（江苏方）。

【组成】橘皮、山楂（炒）、全蝎、麦芽（炒）、蝉蜕、白附子（制）、天麻、槟榔（炒）、羌活、僵蚕（麸炒）、钩藤、胆南星（酒蒸）、贝母、紫苏叶、薄荷、藿香、滑石、雄黄各五两，白芥子（炒）三两，六神曲（麸炒）二十两，茯苓二十两，牛黄六钱，麝香四钱，冰片四钱，朱砂十二两，琥珀三两。

【功效】散风清热，化痰消食。

【主治】外感风寒，饮食积滞，发热咳嗽，呕吐泄泻等症。

【用法】蜜丸，丸重五分，每服一丸，日服一至二次，温开水送服。

平胃散

【出处】《医方类聚》卷十引《简要济众方》。

【别名】受拜平胃散（《杂类名方》）、对金饮子（《太平惠民和剂局方》卷二）、节金饮子（《普济方》卷一九七）、神效平胃散（《保命歌括》）。

【组成】苍术（去黑皮，捣为粗末，炒黄色）四两，厚朴（去粗皮，涂生姜汁，炙令香熟）三两，陈皮（洗令净，焙干）二两，甘草（炙黄）一两。

【功效】燥湿运脾，行气和胃。

【主治】湿困脾胃，脘腹胀满，不思饮食，口淡无味，呕吐恶心，嗳气吞酸，常多泄泻，肢体沉重，怠惰嗜卧，舌苔白腻而厚，脉缓。

【用法】捣罗为散，每服二钱，入生姜两片，大枣两枚，水煎，空腹温服。

甘草干姜茯苓白术汤

【出处】《金匮要略》。

【别名】甘姜苓术汤（《金匮要略》）、肾着汤（《备急千金要方》卷十九）。

【组成】甘草、白术各二两，干姜、茯苓各四两。

【功效】温中散寒，健脾除湿。

【主治】身劳汗出，衣里冷湿，而致肾着，身重，腰及腰以下冷痛，如坐水中，腹重，口不渴，小便自利，饮食如故；兼治呕吐腹泻，妊娠下肢浮肿，小便失禁，带下等。

【用法】以水五升，煮取三升，分温三服，腰中即温。

四正散

【出处】《医醇賸义》卷一。

【组成】藿香一钱五分，苍术一钱，厚朴一钱，砂仁一钱，茯苓二钱，陈皮一钱，半夏一钱，神曲三钱，淡竹叶八分。

【功效】燥湿和中，降逆止呕。

【主治】暑月饮食不节，外感不正之气所致的呕吐。

【用法】为细末，水煎，加姜汁两小匙服。

和中散

【出处】《阎氏小儿方论》。

【组成】人参（切，去顶，焙）、白茯苓、白术、甘草（锉，炒）、葛根（锉）、黄芪（切，焙）、白扁豆（炒）、藿香叶各等分。

【功效】健脾和胃，化湿止泻。

【主治】湿浊困阻脾胃，呕吐泄泻，心烦口渴，腹痛不思食。

【用法】为细末，每服三钱，水一盏，干枣两枚（去核），姜五片，煎八分，食前温服。

泽泻汤

【出处】《金匮要略》。

【组成】泽泻五两，白术二两。

【功效】健脾利水，蠲除痰饮。

【主治】心下有支饮，清阳不升，浊阴上犯，头昏目眩，甚者视物旋转，恶心呕吐，或小便不利，舌苔薄腻，脉弦滑。

【用法】以水二升，煮取一升，分温再服。

十一、伤食腹泻

沉香槟榔丸

【出处】《活幼心书》卷下。

【组成】沉香、槟榔、檀香、木香、丁皮、三棱（炮，锉）、莪术（炮，锉）、神曲（炒）、谷芽（洗，焙）、厚朴（洗，焙）、苍术（洗，焙）、使君子肉（锉，以屋瓦焙干）、青皮（去白）、陈皮（去白）、缩砂仁、益智仁、净香附、枳壳、高良姜各半两，粉草（炙）一两半。

【功效】理气调中，消积开胃。

【主治】伤食停寒在里，面黄肌瘦，脾胃气滞，脘腹冷痛，不思饮食，呕吐、腹泻、虫积等。

【用法】为细末，水煮面糊丸，如麻仁大，每服三五十丸，温米清汤无时送下。小儿不能吞咽，炼蜜为丸，如芡实大，每服一至二丸，温汤化服。

香砂平胃丸

【出处】《北京市中药成方选集》。

【组成】茅苍术（米泔水炙）八十两，厚朴（姜炙）八十两，橘皮八十两，木香（煨）十六两，砂仁十六两，甘草十六两。

【功效】理气化湿，和中止呕。

【主治】由脾湿伤食引起的倒饱嘈杂，呕吐恶心，消化不良。

【用法】共为细粉，水泛为丸，每服二至三钱，日服两次，温开水送服。

香砂平胃散

【出处】《万病回春》卷二。

【组成】香附（炒）一钱，砂仁七分，苍术（米泔制，炒）一钱，陈皮一钱，甘草五分，枳实（麸炒）八分，木香五分，藿香八分。

【功效】理气行滞，和中化湿。

【主治】伤食气滞，腹胀饱闷，恶心，嗳气少食。

【加减】肉食不化，加山楂、草果；米粉、面食不化，加神曲、麦芽；生冷瓜果不化，加干姜、青皮；饮酒伤者，加黄连、葛根、乌梅；吐泻不止，加茯苓、半夏、乌梅，去枳实。

【用法】锉，姜一片，水煎服。

香砂养胃汤

【出处】《万病回春》卷二。

【组成】香附（炒）、砂仁、苍术（米泔制，炒）、厚朴（姜汁炒）、陈皮各八分，人参五分，白术（去芦）一钱，茯苓（去皮）八分，木香五分，白豆蔻（去壳）七分，甘草（炙）三分。

【功效】健脾和胃，理气行滞。

【主治】脾胃不和，不思饮食，口不知味，食则不化，倒饱，痞闷不舒。

【加减】脾胃寒，加干姜、肉桂；肉食不化，加山楂、草果；米粉、面食不化，加神曲、麦芽；生冷瓜果不化，加槟榔、干姜；胸腹饱闷，加枳壳、莱菔子、大腹皮；伤食胃痛，加木香、枳实、益智仁；伤食泄泻，加干姜、乌梅、白术；伤食恶心呕吐，加藿香、丁香、半夏、乌梅、干姜。

【用法】锉，姜、枣煎服。

十二、痢疾、肠炎

六合定中丸

【出处】《医方易简新编》卷四。

【组成】紫苏叶、藿香叶、香薷各四两，木香（另研细末）一两，檀香（另研）一两，赤茯苓二两，生甘草一两，木瓜二两，羌活二两，枳壳二两五钱，厚朴（姜汁制）一两五钱，柴胡一两。

【功效】宣泄畅中。

【主治】中暑，霍乱转筋，痢疾，泄泻，疟疾，伤饮食，心胃痛等。

【用法】共为细末，炼蜜杵匀为丸，重一钱五分，每次一丸。中暑，冰水或冷水调服；霍乱转筋，阴阳水调服；泄泻、痢疾，温水调服；伤饮食，莱菔子煎汤下；心胃痛，吴茱萸煎汤下。

葛根汤

【出处】《伤寒论·辨太阳病脉证并治中》。

【组成】葛根四两，麻黄（去节）三两，桂枝（去皮）二两，生姜（切）三两，甘草（炙）二两，芍药二两，大枣（擘）十二枚。

【功效】发汗解表，舒筋止痉，透疹止痢。

【主治】外感风寒表实，恶寒发热，头痛，项背强几几，身痛无汗，腹微痛，或下利，或干呕，或微喘，舌淡，苔白，脉浮紧；或痉病，恶寒发热，头痛，项强几几然，气上冲胸，口噤不得语，无汗而小便反少，口不渴，苔白，脉浮紧；以及麻疹、痢疾初起，见上述症状者。

【用法】以水一斗，先煮麻黄、葛根减六升，去白沫，纳诸药，煮取三升，去滓，温服一升。覆取微似汗，要遵从桂枝汤的饮服方法，温服啜粥，获效停药，未效继服。

开噤散

【出处】《医学心悟》卷三。

【组成】人参、黄连（姜水炒）各五分，石菖蒲（不见铁）七分，丹参三钱，石莲子（去壳）、茯苓、陈皮、冬瓜仁（去壳）各一钱五分，陈米一撮，荷蒂两个。

【功效】益胃化浊，清肠止痢。

【主治】噤口痢疾，火盛气虚，下痢呕逆，食不得入。

【用法】水煎服。

万应锭

【出处】《饲鹤亭集方》。

【组成】川黄连、胡黄连、乳香、没药、儿茶、生大黄、延胡索各二两，麒麟竭、天麻、真熊胆（野生动物不可入药，可以其他清热解毒的药物代替）各一两，陈京墨四两，自然铜五钱，梅花、冰片、麝香各二分。

【功效】清热解毒，行血化瘀，息风开窍。

【主治】痰火中风，半身不遂；湿疹，伤寒，中暑，痢疾，霍乱，瘟毒，黄病，疟疾；小儿痘疹，惊风；妇人经行腹痛；疔毒归心，痔疮，漏疮，喉闭，乳蛾，牙痛，牙疳；无名肿毒。

【用法】共为细末，用人乳化熊胆杵和成锭，如鼠粪样，飞金为衣，瓷瓶密贮，用时大人每服四至五分，小儿每服二至三分，俱用凉水送下。外用以醋磨敷患处。

十三、便秘

新加黄龙汤

【出处】《温病条辨》卷二。

【组成】细生地黄五钱，生甘草二钱，人参（另煎）一钱五分，生大黄三钱，芒硝一钱，玄参五钱，麦冬（连心）五钱，当归一钱五分，海参（洗）两条，姜汁六匙。

【功效】益气养阴，泻热通便。

【主治】阳明温病，应下失下，气液两亏，大便秘结，腹中胀满而硬，神疲少气，口干咽燥，苔燥黄或焦黑燥裂。

【用法】水八杯，煮取三杯，先用一杯，冲参汁五分，姜汁两匙，顿服之。如腹中有响声，或转矢气者，为欲便也，候一二时不便，再如前法服一杯，候二十四刻不便，再服第三杯。如服一杯即得便，止后服，酌加益胃汤一剂，余参或可加入。

甘露消毒丹

【出处】《温热经纬》卷五。

【别名】普济解毒丹（《温热经纬》卷五）、甘露消毒丸（《中药制剂手册》）。

【组成】滑石十五两，茵陈十一两，黄芩十两，石菖蒲六两，川贝母、木通各五两，藿香、射干、连翘、薄荷、白豆蔻各四两。

【功效】化浊利湿，清热解毒。

【主治】湿温初起，邪在气分，湿热并重，症见身热困倦，胸闷腹胀，无汗而烦，或有汗而热不退，尿赤便秘，或泻而不畅，有热臭气，或咽痛颐肿，舌苔黄腻或厚腻；现也用于治疗肠伤寒、传染性黄疸型肝炎、急性胃肠炎等属于湿热并重者。

【用法】为细末，每服三钱，日两次，开水调服，或以神曲糊丸，如弹子大，温开水化服。

三黄解毒汤

【出处】《妇科玉尺》卷二。

【组成】大黄、黄连、黄柏、黄芩、栀子各等分。

【功效】清热泻火。

【主治】妊娠伤寒，表邪悉去，但烦躁发热，大渴，小便赤，大便秘或利下赤水，六脉沉实，热在里者。

【加减】如得脉弦有力之肝脉，内症烦满消渴，倍栀子，加当归钱半，甘草五分；得沉数有力之心脉，内症烦躁心中热，倍黄连，加麦冬一钱；得沉缓有力之脾脉，内症腹胀满谵妄，倍大黄，加枳实、厚朴各一钱；得沉滑有力之肺脉，内症喘咳胸满多嚏，倍黄连，加桔梗五分，葶苈子一钱；得沉实有力之肾脉，内症下重足肿，寒而逆，倍黄柏，加熟地黄一钱，炮姜五分。

【用法】水煎服。

上清丸

【出处】《北京市中药成方选集》。

【组成】川芎十六两，连翘、白芷、菊花各九十六两，防风三十二两，大黄一百九十二两，薄荷十六两，桔梗三十二两，黄柏六十四两，黄芩一百六十两，栀子（炒）三十二两，荆芥十六两。

【功效】清热散风，消肿止痛。

【主治】肺胃积热，风火牙痛，头目眩晕，大便秘结，小便赤黄。

【用法】共研细粉，过罗，用冷开水泛为小丸，每服二钱，温开水送下。

茵陈散

【出处】《奇效良方》卷三十七。

【组成】茵陈、大黄（炒）、栀子仁各一两，石膏二两，瓜蒌一个，甘草（炙）半两。

【功效】清热利湿退黄。

【主治】黄疸，食已即饥，身体面目爪甲牙齿及小便悉黄，寒热，或身体多赤多青。

【加减】大小便秘，加枳实、赤茯苓、葶苈子。

【用法】㕮咀，每服四钱，水一盏半，生姜五片，葱白一茎，同煎至八分，去滓，不拘时温服。

阑尾清解汤

【出处】《中西医结合治疗急腹症》。

【组成】金银花二两，蒲公英一两，大黄（后下）八钱，冬瓜仁一两，牡丹皮五钱，木香三钱，川楝子三钱，生甘草三钱。

【功效】清热解毒，消肿通结。

【主治】急性阑尾炎毒热期，表现为发热微恶寒或不恶寒，唇干舌燥，腹胀痛拒按，甚则腹皮硬，便秘尿赤等症。

【加减】火热大渴者，加生石膏一两，天花粉五钱。

【用法】每日水煎两剂，分四次服。

大柴胡汤

【出处】《伤寒论·辨太阳病脉证并治中》。

【组成】柴胡半斤，黄芩三两，芍药三两，半夏（洗）半升，生姜（切）五两，枳实（炙）四枚，大枣（擘）十二枚。

【功效】和解少阳，通下热结。

【主治】少阳兼阳明病，往来寒热，胸胁苦满，呕不止，郁郁微烦，心下痞硬或满痛，大便秘结，或胁热下利，舌苔黄，脉弦有力，以及杂病胁痛、腹痛而有上述见症者。

【用法】以水一斗二升，煮取六升，去滓，再煎，温服一升，日三服。一方，加大黄二两。若不加，恐不为大柴胡。

十四、胆结石

排石汤

【出处】《中华医学杂志》(1974年第2期)。

【组成】虎杖一两，木香五钱，枳壳五钱，大黄五钱，金钱草（或茵陈）一两，栀子四钱，延胡索五钱。

【功效】清热利湿，行气止痛，利胆排石。

【主治】胆结石。

【用法】水煎服，每日一剂。

金钱草

【功效】清热利湿，通淋消肿。

【主治】用于热淋、砂淋，尿涩作痛，黄疸尿赤，痈肿疔疮，毒蛇咬伤，肝胆结石，尿路结石。配茵陈、栀子，清热利胆，去除黄疸，治湿热黄疸，慢性肝炎，胆囊炎，胆结石症。配海金沙、石韦，清热通淋，利尿排石，治尿道涩痛，膀胱结石。配小茴香，理气滞、消水肿、逐水饮、除胀满，治腹水肿胀，肾虚水肿。

【用法】内服，15～60克。外用，鲜品捣烂敷患处或干品水煎洗患处。

【宜忌】凡阴疽诸毒、脾虚泄泻者，忌捣汁生服。

【选方】(1)金钱草汤：金钱草15克，茵陈12克，栀子10克，虎杖6克，郁金6克，甘草3克。水煎服。治两胁胀痛，脘腹胀满，黄疸型肝炎，胆囊炎。

(2)治慢性肾炎：金钱草60克，海金沙9克，郁金9克，白茅根15克。水煎服。

清胆利湿汤

【出处】《中西医结合治疗急腹症》。

【组成】柴胡三至五钱，黄芩、半夏、木香、郁金、车前子、栀子各三钱，茵陈五钱，生大黄（后下）三钱。

【功效】疏肝理气，清热利湿。

【主治】湿热型胆总管结石或化脓性胆管炎。

【用法】水煎服。

利胆丸

【出处】《中西医结合治疗急腹症》。

【组成】茵陈四两，龙胆、郁金、木香、枳壳各三两。

【功效】疏肝理气，清热利胆。

【主治】胆总管结石直径小于一厘米，以及肝内胆管结石、术后残存结石，多用于绞痛发作后缓解期。

【用法】共研细末，加鲜猪胆汁或牛羊胆汁一斤（先将胆汁熬浓至半斤），拌入药末中，加适量蜂蜜，制成丸药，每丸三钱，早晚各服一丸。

胆道排石汤

【出处】《中西医结合治疗急腹症》。

【组成】金钱草一两，茵陈、郁金各五钱，枳壳、木香各三钱，生大黄二至三钱。

【功效】清热利湿，行气止痛，利胆排石。

【主治】胆总管结石直径小于一厘米者，肝内胆管结石，术后残存结石发作期或缓解期。

【用法】水煎服。

十五、胃下垂

四逆汤口服液

【组成】制附子、干姜、蜜炙甘草各30克。

【功效】回阳救逆。

【主治】阳虚欲脱，脾肾阳虚所致的厥证、呕吐、腹痛、下利，常用于心肌梗死、心衰、急慢性胃肠炎或急性病大汗后出现虚脱，亦治肺心病、肺炎、中毒性休克、脱水症引起的虚脱。此外，还用于胃下垂、黄疸型肝炎（阴黄）、阳虚发热、麻疹逆证、放射性白细胞减少症、咳喘、雷诺病等。症见四肢厥冷，恶寒蜷卧，呕吐腹痛，下利清谷，神疲欲寐，脉沉微细，甚则汗出欲脱，脉微欲绝。

【用法】口服液，每支10毫升，1次10毫升，1日3次。

【宜忌】凡热邪所致的呕吐、腹痛、泄泻者忌用。

九气拈痛丸

【组成】莪术（醋制）、香附（醋制）、延胡索（醋制）、五灵脂（醋炒）、陈皮、郁金、槟榔、木香、高良姜、甘草各150克。

【功效】理气散寒，活血止痛。

【主治】用于脘腹疼痛，两胁胀满，食欲不振，嗳气反酸，倒饱嘈杂，大便溏薄等。现多用于急慢性胃炎、神经性胃痛、胃及十二指肠溃疡、胃扩张、胃下垂、慢性腹泻、肋间神经痛、慢性肝炎、冠心病初期等有上述见症者。

【用法】水丸，每50粒重3克，内服，1次6～9克，1日2次，温开水送服。

【宜忌】胃热引起的疼痛不宜使用。忌食生冷、油腻之物。孕妇禁服。

十六、胃痛

六合定中丸

【出处】《医方易简新编》卷四。

【组成】紫苏叶、藿香叶、香薷各四两，木香（另研细末）一两，檀香（另研）一两，赤茯苓二两，生甘草一两，木瓜二两，羌活二两，枳壳二两五钱，厚朴（姜汁制）一两五钱，柴胡一两。

【功效】宣泄畅中。

【主治】中暑，霍乱转筋，痢疾，泄泻，疟疾，伤饮食，心胃痛等。

【用法】共为细末，炼蜜杵匀为丸，重一钱五分，每次一丸。中暑，冰水或冷水调服；霍乱转筋，阴阳水调服；泄泻、痢疾，温水调服；伤饮食，莱菔子煎汤下；心胃痛，吴茱萸煎汤下。

连附六一汤

【出处】《医学正传》卷四。

【组成】黄连六钱，附子（炮，去皮、脐）一钱。

【功效】泻肝火，止胃痛。

【主治】胃脘痛甚，诸药不效。

【用法】细切，加生姜三片，大枣一枚，水一盏半，煎至一盏，去滓，稍热服。

肝气犯胃方

【出处】《杂病源流犀烛·脏腑门》卷三。

【组成】乌药汁七匙，枳实汁七匙，白芍汁二十匙，木香汁五匙，灶心土一钱，炒砂仁三分。

【功效】疏肝和胃，理气止痛。

【主治】肝气犯胃，胃痛上支两胁，饮食不下，膈咽不通，食入即痛，吐出乃止。

【用法】将后两味煎汤冲诸汁服。

良附丸

【组成】高良姜120克，香附（醋制）90克。

【功效】温中散寒，行气止痛。

【主治】寒凝气滞型胃痛、胁痛、痛经，亦常用于慢性胃炎、溃疡病、胃肠神经官能症、肋间神经痛、慢性胆囊炎、盆腔炎、子宫内膜异位症等，症见脘腹胀满，疼痛，喜温喜按，受寒或气恼后加重，舌淡，苔白，脉沉弦。

【用法】水丸，每盒250克。成人1次3～6克；7岁以上儿童服成人1/2量；3～7岁服成人1/3量。1日2次，温开水送服。

【宜忌】忌气恼抑郁及生冷饮食，肝胃郁火、阴虚津少及出血者不宜用。

十七、萎缩性胃炎

三九胃泰冲剂

【组成】三桠苦12克，九里香15克，白芍6克，生地黄9克，木香6克等。

【功效】消炎止痛，行气健胃。

【主治】浅表性胃炎、萎缩性胃炎、糜烂性胃炎等气滞热郁型慢性胃炎。

【用法】袋装颗粒剂，每袋20克，每盒6袋。1次1袋，儿童用量酌减，1日2次，温开水冲服。15天为1个疗程，一般需3～4个疗程。

【宜忌】忌食辛辣、炙煿、过酸食物及酒类。

胃宁冲剂

【组成】党参12克，茯苓9克，白术9克，白及6克，赤芍6克，白芍6克，丹参9克，大黄6克，木香9克，乌梅3克，川楝子3克，青黛3克。

【功效】健脾和胃，活血化瘀，疏肝理气，消肿生肌。

【主治】用于慢性浅表性胃炎及慢性萎缩性胃炎引起的上腹痛、胀痛、纳差等症，并可预防胃癌，作为胃癌的辅助治疗之用。

【用法】冲剂，每袋20克，饭前开水冲服，1次20克，1日3次。

参芪健胃冲剂

【组成】党参15克，黄芪15克，当归12克，山楂9克，紫苏梗6克，白术9克，乌贼骨粉6克等。

【功效】益气健脾，理气和胃。

【主治】脾胃虚寒型萎缩性胃炎，症见胃脘痛，得温、稍食则舒，多食则胀，体倦乏力，或见大便溏薄，舌淡胖，脉细等。

【用法】袋装颗粒剂，每袋10克。1次1袋，1日3～4次，开水冲服。

【宜忌】忌食生冷油腻食物。

沙参麦冬汤

【组成】沙参9克，玉竹6克，生甘草3克，冬桑叶4.5克，麦冬9克，生扁豆4.5克，天花粉4.5克。

【功效】清养肺胃，生津润燥。

【主治】燥伤肺胃阴分，津液亏损，咽干口渴，干咳痰少而黏，或发热，舌红，少苔，脉细数者。

【加减】久热久咳者，加地骨皮9克。

【用法】用水1升，煮取400毫升，日服2次。

十八、腹痛

二香散

【出处】《世医得效方》卷一。

【组成】紫苏、陈皮、苍术、厚朴（去粗皮）、姜汁（拌炒）、甘草、扁豆各一两，香薷（去根）二两，香附子（炒）二两半。

【功效】解表散邪，和中化湿。

【主治】感冒风寒暑湿，呕恶泻痢，腹痛，瘴气，饮冷当风，头痛身热，伤食不化。

【加减】外感肿满，加车前子、木瓜。

【用法】为末，每服四钱，水一盏半，生姜三片，木瓜两片，葱白两根，水煎热服。

午时茶

【出处】《陈修园医书全集·经验百病内外方》。

【组成】茅苍术、陈皮、柴胡、连翘、白芷、枳实、山楂（肉）、羌活、前胡、防风、藿香、甘草、建曲、川芎各十两，陈茶二十斤，桔梗、麦芽、紫苏叶、厚朴各十五两。

【功效】发散风寒，和胃止泻。

【主治】风寒感冒，停食，以及水土不服，腹痛腹泻等。

【用法】共为细末，拌匀，农历五月五日午时，合糊成小块，每服三钱，加葱、姜少许，水煎热服，取汗。

消暑十全饮

【出处】《杂病源流犀烛·六淫门》卷十五。

【组成】香薷一钱半，扁豆、厚

朴、紫苏叶、白术、赤茯苓、藿香、木瓜、檀香各一钱，甘草五分。

【功效】祛暑解表，和中化湿。

【主治】胃有痰饮，又感暑气，腹痛水泻，恶心呕吐。

【用法】水煎服。

连朴饮

【出处】《霍乱论》卷下。

【组成】厚朴（制）二钱，黄连（姜汁炒）、石菖蒲、半夏（制）各一钱，香豉（炒）、焦栀子各三钱，芦根二两。

【功效】清热燥湿，理气化浊。

【主治】湿热蕴伏之霍乱，症见吐泻腹痛，胸脘痞闷，口渴心烦，小便短赤，舌苔黄腻。

【用法】水煎，温服。

纯阳正气丸

【出处】《北京市中药成方选集》。

【组成】藿香、法半夏、青木香、陈皮、公丁香、肉桂、苍术（炒）、白术、茯苓各一两。

【功效】辟秽温中，化湿宣浊。

【主治】暑月感寒，腹痛吐泻，四肢厥冷。

【用法】为细末，花椒五钱煎汤泛为小丸，红灵丹四钱为衣，每服一钱，温开水或姜汤送下，日两次。

双炭饮

【出处】《近代中医流派经验选集》引朱南山方。

【组成】金银花炭、白术、黄芩、连翘各二钱，大黄炭八分，板蓝根五钱，赤芍、鸡内金各三钱，陈皮一钱。

【功效】清热解毒，化湿消滞。

【主治】噤口痢，腹痛，下利脓血，口渴烦躁，噤口呕吐。

【用法】水煎服。

白头翁汤

【出处】《伤寒论·辨厥阴病脉证并治》。

【组成】白头翁二两，黄柏三两，黄连三两，秦皮三两。

【功效】清热解毒，凉血止痢。

【主治】痢疾，血分热毒，症

见腹痛，里急后重，下利赤白脓血，赤多白少，肛门灼热，口渴欲饮，舌红，苔黄，脉弦数。

【用法】以水七升，煮取二升，去滓，温服一升。不愈，更服一升。

加味白头翁汤

【出处】《温病条辨》卷二。

【组成】白头翁、黄芩各三钱，秦皮、黄连、黄柏、白芍各二钱。

【功效】清热解毒，凉血止痢。

【主治】热痢，下重腹痛，脉左大右小。

【用法】水八杯，煮取三杯，分三次服。

芍药汤

【出处】《素问病机气宜保命集》卷中。

【组成】芍药一两，当归、黄连各半两，槟榔、木香、甘草（炙）各二钱，大黄三钱，黄芩半两，肉桂一钱半。

【功效】和血调气，清热化湿。

【主治】湿热痢疾，腹痛下痢脓血，赤白相兼，里急后重，肛门灼热，尿短色赤，舌苔黄腻，脉滑数。

【加减】若圊如血痢，则渐加大黄；如汗后脏毒，加黄柏半两。

【用法】㕮咀，每服半两，水二盏，煎至一盏，食后温服。

栀子仁散

【出处】《太平圣惠方》卷九十三。

【组成】栀子仁半两，黄柏（微炙，锉）三分，当归（锉，微炒）半两，地榆（微炙，锉）三分，黄连（去须，微炒）一两。

【功效】清热解毒，凉血和血。

【主治】小儿热痢，腹痛，心烦口干，小便赤黄，不欲饮食。

【用法】捣细罗为散，每服以粥饮调下半钱，日三至四服，量儿大小，加减服之。

香连化滞丸

【出处】《妇科玉尺》。

【组成】青皮、陈皮、厚朴、枳实、黄芩、黄连、当归、白芍、滑石、木香、甘草、槟榔各等分。

【功效】理气化滞，清热燥湿。

【主治】湿热壅滞，气机不畅，腹痛泄泻，下痢赤白，稠黏臭秽，里急后重，发热口苦，肛门灼热，心烦口渴，小便短赤，肠鸣腹胀，呕恶不舒，胃纳减退，胃脘疼痛，大便不畅，甚或便秘，消化不良，痰湿壅阻，胁肋疼痛，嗳气脘闷，饮食停滞，胸中烦热痞闷，脏毒便血，舌苔黄腻，脉象滑数等。

【用法】研细末，水泛为丸。每服二钱到三钱，日服两次，温开水送下。也可用饮片做汤剂水煎服，各药用量按常规剂量酌定。

黄芩汤

【出处】《伤寒论·辨太阳病脉证并治下》。

【别名】黄芩芍药汤（《痘疹世医心法》卷十一）。

【组成】黄芩三两，芍药二两，甘草（炙）二两，大枣（擘）十二枚。

【功效】清热止痢，和中止痛。

【主治】伤寒太阳与少阳合病，身热口苦，腹痛下利；痢疾或腹泻，身热不恶寒，腹痛口苦，舌红苔薄黄，脉弦数。

【用法】以水一斗，煮取三升，去滓，温服一升，白天服一次，如果未缓解或症状未解除，晚上再服一次。

清热化滞汤

【出处】《寿世保元》卷八。

【组成】黄连（吴茱萸煎汤拌炒）、白芍、陈皮、白茯苓（去皮）、枳壳（去瓤，炒）、黄芩、甘草各等分。

【功效】清热化滞。

【主治】小儿热毒积滞，下痢腹痛。

【加减】初起积热正炽，加大黄、芒硝；血痢，加酒炒黄芩、当归、地榆；白痢，加厚朴、枳壳；赤白并下，加川芎、当归尾、桃仁、红花、滑石、陈皮、干姜炒黑；里急后重，加木香、槟榔；腹痛，加白芍、川芎、延胡索、枳壳；小便赤少，加木通、猪苓、泽泻。

【用法】上锉一剂，用生姜一片，水煎，空心温服。

豆蔻香连丸

【出处】《证治准绳·幼科》。

【别名】木香丸（《证治准绳·幼科》）。

【组成】黄连（炒）三分，肉豆蔻、木香各一钱。

【功效】协调寒热，理气化滞。

【主治】泻痢不拘寒热赤白，阴阳不调，腹痛肠鸣切痛。

【用法】上为细末，粟米饭为丸，米粒大，每服十至三十丸，三至五岁服两丸。药性热，不宜多服，忌生冷。

奔豚汤

【出处】《金匮要略》。

【组成】甘草、川芎、当归各二两，半夏四两，黄芩二两，葛根五两，芍药二两，生姜四两，甘李根白皮一升。

【功效】养血平肝，和胃降逆。

【主治】肝郁化热之奔豚，症见气上冲胸，腹痛，往来寒热。

【用法】以水二斗，煮取五升，温服一升，日三夜一服。

周氏回生丹

【出处】《全国中药成药处方集》（天津方）。

【组成】五倍子二两，广木香三钱，甘草五钱，公丁香三钱，檀香三钱，沉香三钱，山慈菇一两五钱，千金子霜一两，红大戟（醋制）一两五钱。

【功效】祛暑散寒，解毒健胃，止痛。

【主治】中暑受寒，霍乱腹痛，上吐下泻，呕吐恶心，绞肠痧症。

【用法】共为细粉，兑入冰片三分，朱砂面六钱，雄黄面三钱，麝香三钱，研细和匀，用神曲面五两打糊为丸，每斤丸药用朱砂面八钱上衣，每服八粒，干重六分装瓶，每次服一瓶，白开水送下。

【宜忌】孕妇忌服。

十九、中暑、伤暑

六合定中丸

【出处】《医方易简新编》卷四。

【组成】紫苏叶、藿香、香薷各四两，木香（另研细末）一两，檀香（另研）一两，赤茯苓二两，生甘草一两，木瓜二两，羌活二两，枳壳二两五钱，厚朴（姜汁制）一两五钱，柴胡一两。

【功效】宣泄畅中。

【主治】中暑，霍乱转筋，痢疾，泄泻，疟疾，伤饮食，心胃痛等。

【用法】共为细末，炼蜜杵匀为丸，重一钱五分，每次一丸。中暑，冰水或冷水调服；霍乱转筋，阴阳水调服；泄泻、痢疾，温水调服；伤饮食，莱菔子煎汤下；心胃痛，吴朱萸煎汤下。

六合定中丸

【出处】《全国中药成药处方集》（天津方）。

【组成】檀香、广木香各一斤二两，藿香、扁豆（去皮，炒）、紫苏叶、香薷各八两，木瓜、甘草、桔梗、焦山楂、广陈皮、厚朴（姜制）、茯苓（去皮）、枳壳（麸炒）各一斤八两，炒麦芽、炒谷芽、神曲（麸炒）各六斤。

【功效】除湿祛暑，和胃止泻。

【主治】中暑感寒，发冷发热，头痛胀满，呕吐恶心，腹痛腹泻，四肢酸懒。

【用法】共为细粉，炼蜜为丸，三钱重，每斤丸药用朱砂面三钱上衣，蜡皮或蜡纸筒封固，每次服一丸，白开水送下。

桂苓甘露散

【出处】《儒门事亲》卷十二。

【组成】肉桂、人参、藿香各半两，茯苓、白术、甘草、葛根、泽泻、石膏、寒水石各一两，滑石二两，木香一分。

【功效】清暑利湿，益气和中。

【主治】中暑受湿，头痛发热，烦渴引饮，小便不利，以及霍乱吐泻，小儿吐泻惊风等。

【用法】为细末，每服三钱，白汤点下，新水或生姜汤亦可。

辟瘟丹

【出处】《寿世保元》。原名太仓公辟瘟丹。

【组成】茅苍术十六两七钱，台乌药、黄连、羌活、白术各八两三钱，川芎、草乌、细辛四两二钱，紫草、独活、防风、甘草、藁本、白芷、香附、荆芥、天麻、肉桂、甘松、干姜、山柰、麻黄、牙皂、麝香、芍药各四两二钱。

【功效】化湿辟浊，发散，止呕止泻。

【主治】湿浊中阻，或中暑发痧，恶寒发热，恶心胸闷，腹痛吐泻，神志不清。

【用法】上药共研细末，红枣肉为丸。每服二至三钱，日服两次，温开水化服。

万应锭

【出处】《饲鹤亭集方》。

【组成】川黄连、胡黄连、乳香、没药、儿茶、生大黄、延胡索各二两，麒麟竭、天麻、真熊胆（野生动物不可入药，可以其他清热解毒的药物代替）各一两，陈京墨四两，自然铜五钱，梅花、冰片、麝香各二分。

【功效】清热解毒，行血化瘀，息风开窍。

【主治】痰火中风，半身不遂；湿疹，伤寒，中暑，痢疾，霍乱，瘟毒，黄病，疟疾；小儿痘疹，惊风；妇人经行腹痛；疔毒归心，痔疮，漏疮，喉闭，乳蛾，牙痛，牙疳；无名肿毒。

【用法】共为细末，用人乳化

熊胆杵和成锭，如鼠粪样，飞金为衣，瓷瓶密贮，用时大人每服四至五分，小儿每服二至三分，俱用凉水送下。外用以醋磨敷患处。

鸡苏散

【出处】《宣明论方》卷十。

【组成】桂府腻白滑石六两，甘草一两，薄荷叶二钱三分。

【功效】清热利湿。

【主治】伤寒中暑，烦躁口渴，小便不通，泻痢热疟，霍乱吐泻，酒食中毒，石淋，产后乳汁不通。

【用法】为细末，每服三钱，蜜少许，温水调下，日三服，无蜜亦得；欲冷饮者，新汲水调下；解利伤寒发汗，水一盏，葱白五寸，豆豉五十粒，煮取汁一盏调下四钱。

桂苓甘露散

【出处】《宣明论方》卷六。

【别名】桂苓白术散（《宣明论方》卷六）、桂苓甘露饮（《丹溪心法》）。

【组成】茯苓一两，甘草（炙）二两，白术半两，泽泻一两，肉桂（去皮）半两，石膏二两，寒水石二两，滑石四两，猪苓半两。

【功效】清暑泻热，化气利水。

【主治】中暑受湿，头痛发热，烦渴引饮，小便不利，以及霍乱吐泻，小儿吐泻惊风等。

【用法】为末，每服三钱，温汤调下，新水亦得，生姜汤尤良。小儿每服一钱，同上法。

二十、尿路感染

积雪草方

【组成】车钱草30克，积雪草40克，白茅根30克。

【功效】清热利尿，凉血止血。

【主治】尿路感染热结膀胱，小便不利，淋浊带下，暑湿泻痢，衄血，尿血，肝热目赤，咽喉疼痛，痈肿疮毒。

【用法】水煎服，每日1剂。

冬葵菜方

【组成】冬葵菜30克，车前草、海金沙藤各25克。

【功效】利尿下乳，润肠通便。

【主治】尿路感染，泌尿系感染，结石，乳汁不通，大便燥结，胞衣不下。

【用法】水煎服，每日1剂，连服5～7日。

白茅根方

【组成】鲜白茅根90克，车前草30克。

【功效】清热利尿，通淋。

【主治】热淋，小便不利，水肿等症。

【用法】水煎服。

一点红方

【组成】一点红30克，车前草20克，金银花6克。

【功效】凉血清热解毒，活血散瘀。

【主治】尿路感染。

【用法】水煎，每日1剂，分

2～3次服，连服5～7日。

土牛膝方

【组成】土牛膝根叶30克，车前草20克，金银花6克。

【功效】清热利尿，通淋祛痰，凉血解毒。

【主治】热毒引起的肠痈、肺痈以及痈肿疮毒等症，可缓解尿路感染引起的尿急、尿频、尿痛等情况。

【用法】水煎，加酒少许，分2～3次服。

鸡眼草方

【组成】鸡眼草50克，金银花15克，车前草30克。

【功效】利湿健脾，解热止痢，利湿通淋。

【主治】胃肠炎，痢疾，泌尿系感染，疔疮疖肿。

【用法】水煎服，每日1剂。

二十一、急性膀胱炎

响铃草

【功效】益气补肾，祛痰止咳，调经。

【主治】肾亏遗精，耳鸣耳聋，头晕目眩，扁桃体炎，淋巴结炎，膀胱炎，慢性肾炎，风湿性关节炎，疔毒。

【用法】水煎服，15～30克；外用适量。

【选方】（1）肾亏遗精：响铃草30克，炖猪腰服。

（2）肾虚耳鸣：响铃草30克，茯神、煅磁石各15克，朱砂1克（冲服），水煎，冰糖冲服。

（3）透发麻疹：响铃草、芫荽、铁扫帚、葛根、枇杷花、紫苏各10克，水煎服。头痛加金锦香，腹痛加青木香。

叶下珠

【功效】平肝清热，利水解毒。

【主治】肠炎，痢疾，传染性肝炎，肾炎水肿，尿道感染，小儿疳积，火眼目翳，口疮头疮，无名肿毒，膀胱炎。

【用法】水煎服，15～30克，鲜品30～60克。

百蕊草

【功效】清热解毒，解暑。

【主治】肺炎，肺脓疡，扁桃体炎，中暑，急性乳腺炎，淋巴结结核，急性膀胱炎。

【用法】水煎服，15～30克。

南蛇簕

【功效】根、茎、叶：清热解暑，消肿，止痛，止痒。种仁：清热利湿。

【主治】根、茎、叶：感冒发热，风湿性关节炎；外用治跌打损伤，骨折，疮疡肿毒，皮肤瘙痒，毒蛇咬伤。种仁：急性胃肠炎，痢疾，膀胱炎。

【用法】根、茎、叶、种仁用量均为9～15克；茎叶外用适量，鲜品捣烂敷患处，或煎水洗。

【选方】感冒发热：南蛇簕（茎叶）9克，甘草1.5克。水煎服。

龙胆泻肝汤加减

【组成】龙胆10克，泽泻10克，柴胡10克，木通10克，车前子（包煎）10克，栀子10克，黄芩10克，乌药10克，萹蓄10克，黄柏10克，甘草3克。

【功效】清脏腑热，清泻肝胆实火，清利肝经湿热。

【主治】肝胆实火上炎所致头痛目赤，胁痛，口苦，耳聋，耳肿，舌红，苔黄，脉弦细有力；肝经湿热下注证。

【用法】每日1剂，水煎服。

二十二、前列腺炎

滋肾丸（通关丸、滋肾通关丸）

【组成】知母（盐炒）120克，黄柏60克，肉桂30克。

【功效】滋阴清热，化气通关。

【主治】热郁下焦所致淋证、癃闭、泌尿系感染、泌尿系结石、前列腺炎、前列腺肥大等原因引起的小便频数，排解时尿道涩痛、淋沥不畅，脚膝无力，舌红，苔黄，脉细数。

【用法】蜜丸，每丸重9克。1次1丸，小儿酌减，1日3次，温开水送服。

【宜忌】小便不通，因肾功能不全者忌用。

紫茉莉

【功效】清热利湿，活血调经，解毒消肿。

【主治】根治疗扁桃体炎，月经不调，白带，宫颈糜烂，前列腺炎，泌尿系感染，风湿关节酸痛；根、全草外用治乳腺炎，跌打损伤，痈疖疔疮，湿疹。

【用法】9～15克；根、全草外用适量，鲜品捣烂外敷，或煎汤外洗。

【宜忌】孕妇忌服。

二十三、小便不利

小青龙汤

【出处】《伤寒论·辨太阳病脉证并治中》。

【组成】麻黄（去节）三两，芍药三两，干姜三两，五味子半升，甘草（炙）三两，桂枝（去皮）三两，半夏（洗）半升，细辛三两。

【功效】解表散寒，温化寒饮。

【主治】外感风寒，内停水饮，恶寒发热，无汗，咳喘，痰多质稀，胸痞干呕，口不渴，或渴，或利，或噎，或小便不利，少腹满，苔白滑，脉浮；溢饮，身体重痛，肌肤悉肿，苔白腻，脉滑或浮滑。

【加减】若渴，去半夏，加天花粉三两；若微利，去麻黄，加荛花，如一鸡子，熬令赤色；若噎者，去麻黄，加附子一枚，炮；若小便不利，少腹满者，去麻黄，加茯苓四两；若喘，去麻黄，加杏仁半升（去皮、尖）。

【用法】以水一斗，先煮麻黄减二升，去上沫，纳诸药，煮取三升，去滓，温服一升。

桂枝加黄芪汤

【出处】《金匮要略》。

【组成】桂枝三两，芍药三两，甘草二两，生姜三两，大枣十二枚，黄芪二两。

【功效】宣达阳气，排除水湿。

【主治】黄汗，两胫自冷，腰以上汗出，腰髋弛痛，如有物在皮中状，剧者不能食，身疼重，烦躁，小便不利；黄疸脉浮，有表虚症状者。

【用法】以水八升，煮取三升，温服一升，须臾饮热稀粥一升余，以助药力，温服取微汗；若不汗，更服。

柴胡加龙骨牡蛎汤

【出处】《伤寒论·辨太阳病脉证并治中》。

【组成】柴胡四两，龙骨、黄芩、生姜（切）、铅丹、人参、桂枝（去皮）、茯苓各一两半，半夏（洗）二合半，大黄二两，牡蛎（熬）一两半，大枣（擘）六枚。

【功效】和解清热，镇惊安神。

【主治】伤寒往来寒热，胸胁苦满，烦躁，惊狂不安，时有谵语，身重难以转侧，小便不利；癫痫；小儿内伤食滞，痰热搏结中脘引起食厥、热厥等证。

【用法】以水八升，煮取四升，纳大黄，切如棋子，更煮一两沸，去滓，温服一升。

肾气丸

【出处】《金匮要略》。

【别名】八味肾气丸（《金匮要略》）、崔氏八味丸（《金匮要略》）、金匮肾气丸（《内科摘要》卷下）、桂附八味丸（《医方集解》）、桂附地黄丸（《医宗金鉴》卷四十三）。

【组成】干地黄八两，山药、山茱萸各四两，泽泻、牡丹皮、茯苓各三两，桂枝、附子（炮）各一两。

【功效】温补肾气。

【主治】肾气不足，腰酸脚软，肢体畏寒，少腹拘急，小便不利或频数，舌质淡胖，尺脉沉细；以及痰饮喘咳，水肿脚气，消渴，久泻，妇人转胞。现用于糖尿病、甲状腺功能减退、慢性肾炎、肾上腺皮质功能减退及支气管哮喘等属于肾气不足者。

【用法】为末，炼蜜和丸，梧桐子大，酒下十五丸，加至二十五丸，日再服。

加味肾气丸

【出处】《济生方》卷四。

【组成】炮附子两个，白茯苓（去皮）、泽泻、山茱萸、炒山药、车前子（酒蒸）、牡丹皮（去木）各一两，肉桂（不见火）、川牛膝（去节，酒浸）、熟地黄各半两。

【功效】补肾温阳，利水退肿。

【主治】肾虚腰重，小便不利。

【用法】为细末，炼蜜为丸，如梧桐子大，每服七十丸，空腹米汤饮下。

茯苓杏仁甘草汤

【出处】《金匮要略》。

【组成】茯苓三两，杏仁五十个，甘草一两。

【功效】宣肺化饮。

【主治】胸痹轻证，胸中气塞，短气，兼见咳逆，吐涎沫，小便不利等。

【用法】以水一斗，煮取五升，温服一升，日三服。不瘥，更服。

大黄硝石汤

【出处】《金匮要略》。

【组成】大黄、黄柏、硝石各四两，栀子十五枚。

【功效】通腑泻热。

【主治】黄疸腹满，小便不利而赤，自汗出，表和里实，当下之证。

【用法】以水六升，煮取二升，去滓，纳硝石，更煮，取一升，顿服。

小儿四症丸

【出处】《全国中药成药处方集》（天津方）。

【组成】广木香二钱，紫苏叶一两五钱，陈皮、厚朴（姜制）、藿香、白术（麸炒）、茯苓（去皮）、炒麦芽、炒苍术各一两，天花粉、泽泻、山楂、猪苓、制半夏各七钱五分，白芷、桔梗、滑石、砂仁各五钱，神曲（麸炒）七钱五分，琥珀面五钱。

【功效】健胃消食，利尿止泻。

【主治】小儿消化不良，呕吐腹泻，小便不利，肚腹胀痛，中暑中寒，头痛身热，口渴舌干，烦躁不宁。

【用法】诸药细研，后兑琥珀面，和匀，炼蜜为丸，一钱重，每斤丸药用朱砂面三钱为衣，蜡皮或蜡纸筒封固，每次服一丸，周岁以内酌减，白开水化服。忌生冷油腻。

二十四、尿频

八正散

【出处】《太平惠民和剂局方》卷六。

【组成】车前子、瞿麦、萹蓄、滑石、栀子仁、甘草（炙）、大黄（面裹，煨，去面，切，焙）各一斤。

【功效】清热泻火，利水通淋。

【主治】湿热下注所致热淋、石淋，症见尿频涩痛，淋沥不畅，甚或癃闭不通，小腹胀满，口燥咽干，舌红，苔黄，脉数实。

【用法】锉为散，每服二钱，水一盏，入灯心，煎至七分，去滓，食后、临卧温服；儿童酌减。

分清五淋丸

【出处】《中药制剂手册》。

【组成】黄芩十二两八钱，木通三两二钱，大黄十九两二钱，茯苓六两四钱，黄柏六两四钱，滑石十二两八钱，萹蓄六两四钱，泽泻六两四钱，车前子（盐水炒）六两四钱，猪苓六两四钱，知母六两四钱，瞿麦六两四钱，栀子六两四钱。

【功效】清热利尿。

【主治】由膀胱湿热引起的尿急，尿频，尿道涩痛，淋沥不畅，大便秘结。

【用法】冷开水泛水丸，每服二钱，日服两次，温开水送服。孕妇忌服。

无比薯蓣丸

【出处】《备急千金要方》卷

十九。

【别名】无比山药丸（《太平惠民和剂局方》卷五）。

【组成】山药二两，肉苁蓉四两，五味子六两，菟丝子、杜仲各三两，牛膝、泽泻、干地黄、山茱萸、茯神、巴戟天、赤石脂各一两。

【功效】温阳益精，补肾固摄。

【主治】肾气虚损，头晕目眩，耳鸣腰酸，冷痹骨痛，四肢不温，或烦热有时，遗精盗汗，尿频遗尿，或带下清冷，舌质淡，脉虚冷。

【加减】健忘，加远志一两；体少润泽，加柏子仁一两。

【用法】为末，蜜丸，如梧桐子大，食前以酒服二三十丸；日再，无所忌，唯禁醋蒜陈臭之物。

延寿丹

【出处】《世补斋医书正集》卷八。

【别名】首乌延寿丹（《苏州市中药成方配本》）。

【组成】何首乌七十二两，豨莶草、菟丝子各十六两，杜仲、牛膝、女贞子、霜桑叶各八两，忍冬藤、生地黄各四两，桑椹膏、黑芝麻膏、金樱子膏、墨旱莲膏各一斤。

【功效】补肝肾，益精血，强筋骨，乌须发。

【主治】肝肾不足，头晕眼花，耳鸣健忘，腰膝无力，四肢酸麻，夜尿频数，须发早白。

【用法】先将前九种药研细末，合桑椹膏、黑芝麻膏、金樱子膏、墨旱莲膏和匀，为丸，每次服三钱，每日两次。

菟丝子丸

【出处】《太平惠民和剂局方》卷五。

【组成】菟丝子（净洗，酒浸）、泽泻、鹿茸（去毛，酥炙）、石龙芮（去土）、肉桂（去粗皮）、附子（炮，去皮）各一两，石斛（去根）、熟干地黄、白茯苓（去皮）、牛膝（酒浸一宿，焙干）、续断、山茱萸、肉苁蓉（酒浸，切，焙）、防风（去苗）、杜仲（去粗皮，炒）、补骨脂（去毛，酒炒）、荜澄茄、沉香、巴戟天（去心）、茴香（炒）各三分，五味子、桑螵蛸（酒浸，炒）、川芎、覆盆子（去枝、叶、萼）各半两。

【功效】补肾温阳，填精固下。

【主治】肾气虚损，症见少腹拘急，四肢酸疼，面色黧黑，目暗耳鸣，心慌气短，精神困倦，腰膝酸软，食少乏力，夜梦惊恐，阳痿尿频。

【用法】为细末，以酒煮面糊为丸，如梧桐子大，每服二十丸，温酒或盐汤下，空心服。如脚膝无力，木瓜汤下，晚食前再服。

癃清片

【组成】金银花15克，黄柏9克，白花蛇舌草12克，牡丹皮9克，泽泻6克等。

【功效】清热解毒，凉血通淋。

【主治】用于热淋所致的尿频、尿急、尿痛、尿短、腰痛、小腹坠胀等症。

【用法】片剂，每片0.6克，每瓶24片，口服，1次8片，1日3次。

【宜忌】体虚胃寒者不宜服用。

导赤丸

【组成】连翘15克，黄连9克，栀子6克，玄参12克，天花粉15克，赤芍9克，大黄6克，黄芩6克，滑石6克。

【功效】清热泻火，利尿通便。

【主治】心经有热所致口疮，症见咽喉疼痛，心胸烦热，小便短赤，大便秘结；亦治心经有热之尿路感染，症见尿频、尿急、尿痛，腰酸，舌红，苔黄。

【用法】蜜丸，每丸重3克，1次1丸，1日2次，温开水送服。

【宜忌】大便溏泄及体虚者忌服。

六一散

【组成】滑石18克，甘草3克。

【功效】清暑利湿。

【主治】泄泻湿热型，症见稀水便，色黄褐，气臭，伴发热、口渴，舌红，苔黄；淋证湿热下注型，症见尿频、尿急、尿痛，色黄；疰夏暑湿内困证，症见神疲倦怠，少气懒言，食欲欠佳，舌红，苔薄黄。

【用法】散剂，1次3克，或1日10克，纱布袋包，入煎剂用。

【宜忌】阴亏津伤者不宜服。

龟蛇酒

【组成】乌龟、眼镜蛇、银环蛇、乌梢蛇、党参、杜仲、当归、枸杞子、大枣、锁阳、黄芪、肉桂、牛膝、川芎、桑寄生、白酒各15克。

【功效】滋阴补肾，益气活血，舒筋通络，祛风除湿。

【主治】肝肾亏虚，复受风湿所致的中风麻木、腰膝酸软、阳痿尿频、头昏眼花、关节酸痛等症。现多用于动脉硬化、末梢神经炎、腰肌劳损、性神经衰弱等病症。

【用法】酒剂，每瓶500毫升，内服，1次15～25毫升，1日1～2次。

【宜忌】肾阴虚者不可用。孕妇和高血压患者忌用。

阳春玉液

【组成】鹿茸、鹿角胶、龟甲、党参、淫羊藿、枸杞子、黄芪等各等分。

【功效】滋肾壮阳，填精补髓，益气健脾。

【主治】肾虚阳衰所引起的性功能减退、阳痿早泄、腰背酸痛、畏寒肢冷、神疲乏力、夜尿频多等症。

【用法】口服液，每支10毫升，1次10毫升，1日3次。

【宜忌】本品长期放置可能出现沉淀，轻轻振摇即可服用，不影响药效。

二十五、泌尿系结石

尿石一号

【出处】《常见急腹症中医辨证论治浅说》。

【组成】金钱草一至二两，海金沙全草（或孢子五钱包煎）一两半，石韦一两半，车前子（包煎）八钱。

【功效】通淋消石，清利湿热。

【主治】气结型尿路结石病。

【加减】疼痛重，偏于气滞者，加延胡索、川楝子各三钱；偏于血瘀者，加蒲黄、五灵脂各三钱；尿血，加大蓟、小蓟各五钱，白茅根一两；肾阳虚，加肉桂一钱半，附子二钱，补骨脂三钱；肾阴虚，加熟地黄五钱，枸杞子、女贞子、墨旱莲各三至五钱。

【用法】水煎服。

尿石二号

【出处】《常见急腹症中医辨证论治浅说》。

【组成】金钱草一两半，石韦八钱，车前子（包煎）八钱，瞿麦六钱，萹蓄八钱，栀子六钱，大黄（后下）三至五钱，滑石五钱，甘草梢二钱。

【功效】清利湿热，通淋排石。

【主治】湿热型尿路结石。

【加减】阴虚者，去大黄，加生地黄四钱，麦冬三钱；热重者，加黄柏、知母各三钱；食纳不佳者，去木通，加鸡内金三钱。

【用法】水煎服。

结石通

【组成】广金钱草、白茅根、海

金沙、石韦、车前草、玉米须、茯苓、鸡骨草各15克。

【功效】清热利湿，利尿通淋。

【主治】石淋见尿血、尿痛等症。现多用于泌尿系结石、肾盂肾炎、膀胱炎、泌尿系感染等。

【用法】糖衣片，每片0.25克，每瓶100片，1次5片，1日3次，饭后温开水送服。

【宜忌】肾阴虚者及孕妇忌服。忌辛辣食品。

金钱草冲剂

【组成】广金钱草。

【功效】清热解毒，利尿排石。

【主治】膀胱湿热之热淋、石淋、淋沥涩痛之证。现多用于尿路感染、尿路结石及肾绞痛等。

【用法】冲服剂，每袋10克，开水冲服，1次1～2袋，1日3次。

排石冲剂

【组成】连钱草、车前子、忍冬藤、石韦、徐长卿、瞿麦、滑石、冬葵子各24克。

【功效】清热利湿，通淋排石，解毒止痛。

【主治】石淋、热淋等，见小便涩痛，排尿中断或短数、灼热刺痛，尿道窘迫疼痛，少腹拘急或腰腹绞痛，尿中带血者。现多用于膀胱结石、肾结石、输尿管结石等，以及泌尿系感染。

【用法】冲服剂，每袋20克，每盒10袋，温开水冲服，1次1袋，1日3次。

【宜忌】孕妇慎用。

八正散（合剂）

【组成】车前草（炒）、萹蓄、瞿麦、滑石、栀子、大黄、甘草各250克。

【功效】清热泻火，利水通淋。

【主治】湿热下注所致淋证，现常用于尿道炎、膀胱炎、肾盂肾炎、泌尿系结石等病，症见尿频、尿急、尿痛，淋沥不畅，小便浑赤，目赤咽干，口舌生疮等。

【用法】①散剂，每袋30克，1次9克，1日2次，温开水送服；②合剂，口服，1次15～20毫升，1日2次，儿童酌减。

【宜忌】久病体虚者及孕妇慎用。忌油腻及生冷食物。

二十六、慢性肾小球肾炎

芡实合剂

【出处】《岳美中医案集》。

【组成】芡实六钱，白术二钱四分，茯苓二钱四分，怀山药三钱，菟丝子四钱八分，金樱子四钱八分，黄精四分，百合三钱六分，枇杷叶一钱八分，党参一钱八分。

【功效】补肾填精，健脾益气，肃肺利尿。

【主治】慢性肾炎，脾肾俱虚型蛋白尿。

【用法】上药用水三碗，煎成一碗，分两次服，每日一剂。

肾气丸

【出处】《金匮要略》。

【别名】八味肾气丸（《金匮要略》）、崔氏八味丸（《金匮要略》）、金匮肾气丸（《内科摘要》卷下）、桂附八味丸（《医方集解》）、桂附地黄丸（《医宗金鉴》卷四十三）。

【组成】干地黄八两，山药、山茱萸各四两，泽泻、牡丹皮、茯苓各三两，桂枝、附子（炮）各一两。

【功效】温补肾气。

【主治】肾气不足，腰酸脚软，肢体畏寒，少腹拘急，小便不利或频数，舌质淡胖，尺脉沉细；以及痰饮喘咳，水肿脚气，消渴，久泻，妇人转胞。现用于糖尿病、甲状腺功能减退、慢性肾炎、肾上腺皮质功能减退及支气管哮喘等属于肾气不足者。

【用法】为末，炼蜜和丸，梧桐子大，酒下十五丸，加至二十五丸，日再服。

知柏地黄丸

【组成】知母6克，黄柏6克，熟地黄24克，山茱萸12克，牡丹皮9克，山药12克，茯苓9克，泽泻9克。

【功效】滋阴降火。

【主治】肝肾阴虚、虚火上炎诸病证，如神经衰弱、肺结核、糖尿病、甲状腺功能亢进、肾结核、慢性肾炎、高血压病、功能性子宫出血、遗精、血淋、耳鸣耳聋、慢性咽炎、慢性扁桃体炎、牙龈炎、眼结膜下出血、慢性视神经炎、视网膜静脉周围炎、急性闭角型青光眼、翼状胬肉等病，伴有腰膝酸软，头昏目眩，潮热盗汗，颧红口干，舌红，少苔，脉细数。

【用法】①蜜丸，每丸重9克，1次1丸，1日2次；②浓缩丸，1次8粒，1日3次，温开水送服。

【宜忌】脾虚便溏、消化不良者不宜使用。忌烟、酒、辛辣刺激之物。

肾康宁片

【组成】淡附子9克，黄芪15克，山药9克，茯苓15克，锁阳15克，丹参9克，益母草9克，泽泻9克。

【功效】温肾益气，活血化瘀，利湿固精。

【主治】慢性肾炎属肾气阳虚者，症见畏寒，肢凉，腰膝酸软，眼睑浮肿，夜尿偏多，舌苔薄白而润，或水滑苔，脉沉迟或沉缓。

【用法】片剂，每瓶100片，1次5片，1日3次，温开水送服。

【宜忌】忌食生冷物及酒。

全鹿丸

【组成】全鹿肉10克，黄芪、当归、川芎、覆盆子、杜仲、熟地黄、生地黄、天冬、麦冬、陈皮各120克，枸杞子150克，党参、白术、茯苓、肉苁蓉、锁阳、菟丝子、葫芦巴、巴戟天、补骨脂各100克，小茴香80克，楮实子、沉香各50克，五味子、续断、山药、芡实各90克，花椒、甘草各30克，青盐、秋石各20克。

【功效】温肾壮阳，填精补髓，益气和血。

【主治】身体衰弱、面色萎黄、头晕耳鸣、腰膝无力、阳痿遗精、自汗盗汗、血崩漏下、子宫虚寒、滑胎小产等症。本品对精神身体衰弱、阴阳气血俱虚者极为适宜。现多用于神经衰弱、肺结核、贫血、神经官能症、糖尿病、慢性肾炎、性神经衰弱等。

【用法】蜜丸，每瓶120克，口服，1次9克，1日2次。

【宜忌】忌食生冷食物。感冒发热、体实者及孕妇禁服。

参桂鹿茸丸

【组成】人参、附子、甘草各30克，鹿茸10克，肉桂、枸杞子、五味子、党参、补骨脂各120克，黄芪150克，白术、茯苓、肉苁蓉各100克，当归、芡实、熟地黄、山药、杜仲、远志、麦冬各90克。

【功效】温肾壮阳，填精补髓，健脾益气，补血养血。

【主治】脾肾阳虚而引起的虚劳、阳痿、泄泻、水肿，妇科的闭经、不孕，儿科的五迟、五软，疡科的阴疽或疮疡久溃不收口等症。症见面色白，形寒畏冷，腰膝酸软而冷，阳痿，早泄，精冷清稀，便溏腹痛，夜尿频数，面浮肢肿，妇女宫寒不孕、白带淋漓不尽等。现多用于各种消耗性疾病、性神经衰弱、性冷淡、慢性肠炎、慢性肾炎、肾病综合征等属脾肾阳虚、精血不足者。

【用法】丸剂，每瓶120克，口服，1次10克，1日3次。

【宜忌】非气血虚弱者不宜用。感冒时应停服。

二十七、肾盂肾炎

茶叶、金银花方

【组成】茶叶20克，金银花6克，车前草3～5株。

【功效】清热，利尿，通淋。

【主治】急性肾盂肾炎，膀胱炎。

【用法】水煎2次，煎成1500毫升，多次分服。每日1剂，连服30～40日。

车前草方

【组成】车前草30克。

【功效】利水通淋，渗湿止泻，明目，清肺化痰。

【主治】预防慢性肾盂肾炎急性发作。

【用法】用车前草煎水，送服穿心莲（中成药）8粒。

野菊花方

【组成】野菊花、车前草各30克，淡竹叶10克，萹蓄15克。

【功效】清热解毒，消肿止痛。

【主治】急性肾盂肾炎，膀胱炎。

【用法】水煎服，每日1剂。

金丝草方

【组成】金丝草、白茅根、车前草、蒲公英、萹蓄各30克。

【功效】凉血止血，利湿。

【主治】急性肾盂肾炎，膀胱炎。

【用法】水煎服，每日1剂，连服7～10日。

二十八、肾功能衰竭

七宝美髯丹

【出处】《本草纲目》卷十八引邵应节方。

【组成】赤、白何首乌各一斤（米泔水浸三四日，去皮切片，用黑豆二斤同蒸至豆熟，取出去豆，晒干，换豆再蒸，如此九次，晒干），赤、白茯苓（去皮，研末，以人乳拌匀晒干）各一斤，牛膝（去苗，酒浸一日，同何首乌第七次蒸至第九次，晒干）、当归（酒浸，晒）、枸杞子（酒浸，晒）、菟丝子（酒浸生芽，研烂，晒干）各八两，补骨脂（以黑芝麻拌炒）四两。

【功效】补肾固精，乌发壮骨，续嗣延年。

【主治】肝肾不足，须发早白，齿牙动摇，梦遗滑精，崩漏带下，肾虚不育，腰膝酸软。

【用法】上药石臼捣为末，炼蜜为丸，如梧桐子大。每服三钱，盐汤或温酒送下。

五子衍宗丸

【出处】《摄生众妙方》卷十一。

【组成】甘州枸杞子八两，菟丝子（酒蒸，捣饼）八两，辽五味子（研碎）三两，覆盆子（酒洗，去目）四两，车前子（扬净）二两。

【功效】补肾益精。

【主治】肾虚精少，症见阳痿早泄，遗精，精冷，久不生育，或妇人不孕，以及肾虚腰痛，尿后余沥。

【加减】若惯遗泄者，去车前子，加莲子。

【用法】共为细末，炼蜜为丸，

梧桐子大，每服空心九十丸，睡前五十丸，白沸汤或盐汤送下，冬月用温酒送下。

五仙助肾丹

【出处】《扶寿精方》。

【组成】八角茴香、补骨脂、杜仲（青盐末，炒去丝）、青盐各八分，肉苁蓉（酒洗，去浮甲）适量。

【功效】温补肾阳。

【主治】肾虚腰痛。

【用法】共为细末，用大猪腰子一枚，去筋膜，分四片，两片相续，夹末片中，包以荷叶，外加湿纸，慢火上炙熟，空腹时用酒下。

化水种子汤

【出处】《傅青主女科》卷上。

【组成】巴戟天（盐水浸）一两，白术（土炒）一两，茯苓五钱，人参三钱，菟丝子（酒炒）五钱，芡实（炒）五钱，车前子（酒炒）三钱，肉桂（去粗皮，研）一钱。

【功效】温肾行水，暖胞助孕。

【主治】妇人肾虚，膀胱气化不利，水湿停留，小便艰涩，腹胀脚肿，久不受孕。

【用法】水煎服。

加味肾气丸

【出处】《济生方》卷四。

【组成】炮附子二个，白茯苓（去皮）、泽泻、山茱萸、炒山药、车前子（酒蒸）、牡丹皮（去木）各一两，肉桂（不见火）、川牛膝（去节，酒浸）、熟地黄各半两。

【功效】补肾温阳，利水退肿。

【主治】肾虚腰重，小便不利。

【用法】为细末，炼蜜为丸，如梧桐子大，每服七十丸，空腹米汤饮下。

二十九、糖尿病

肾气丸

【出处】《金匮要略》。

【别名】八味肾气丸（《金匮要略》）、崔氏八味丸（《金匮要略》）、金匮肾气丸（《内科摘要》卷下）、桂附八味丸（《医方集解》）、桂附地黄丸（《医宗金鉴》卷四十三）。

【组成】干地黄八两，山药、山茱萸各四两，泽泻、牡丹皮、茯苓各三两，桂枝、附子（炮）各一两。

【功效】温补肾气。

【主治】肾气不足，腰酸脚软，肢体畏寒，少腹拘急，小便不利或频数，舌质淡胖，尺脉沉细；以及痰饮喘咳，水肿脚气，消渴，久泻，妇人转胞。现用于糖尿病、甲状腺功能减退、慢性肾炎、肾上腺皮质功能减退及支气管哮喘等属于肾气不足者。

【用法】为末，炼蜜和丸，梧桐子大，酒下十五丸，加至二十五丸，日再服。

川黄连丸

【出处】《仁斋直指方论》卷十七。

【组成】川黄连（净）五两，白天花粉、麦冬（去心）各二钱半。

【功效】清热生津。

【主治】消渴。

【用法】上药为末，以生地黄汁并牛乳汁调和捣，丸如梧桐子大，每服三十丸，粳米饮下。

玉液汤

【出处】《医学衷中参西录》

上册。

【组成】生山药一两，生黄芪五钱，知母六钱，生鸡内金（捣细）二钱，葛根一钱半，五味子三钱，天花粉三钱。

【功效】益气生津。

【主治】消渴。

【用法】水煎服。

闭关止渴汤

【出处】《辨证录》卷六。

【组成】石膏五钱，玄参二两，麦冬二两，熟地黄二两，青蒿五钱。

【功效】清胃火，填肾水。

【主治】消渴，胃热津枯，肾水亏乏，大渴恣饮，易于饥饿，得食渴减，不食则渴尤甚。

【用法】水煎服。

连梅汤

【出处】《温病条辨》卷三。

【组成】黄连二钱，乌梅（去核）三钱，麦冬（连心）三钱，生地黄三钱，阿胶二钱。

【功效】清心泻火，滋肾养液。

【主治】暑热深入少阴，火灼阴伤，身热烦躁，消渴不已，舌绛，苔黄燥，以及暑热深入厥阴，筋脉失养，手足麻痹者。

【加减】脉虚大而芤者，加人参。

【用法】水五杯，煮取二杯，分二次服。

黄连丸

【出处】《备急千金要方》卷二十一。

【组成】黄连一斤，生地黄一斤。

【功效】清热泻火，凉血生津。

【主治】消渴。

【用法】绞地黄取汁，浸黄连取出曝之，燥则复纳令汁尽晒干，捣末，蜜丸，如梧桐子大，服二十丸，日三服；亦可为散，以酒服三寸匕。

黄连散

【出处】《太平圣惠方》卷五十三。

【组成】黄连（去须，捣罗为末）二两，生地黄汁、生瓜蒌汁、牛乳各三合。

【功效】清热泻火，养阴生津。

【主治】消渴，心胃火盛，肺阴耗伤者。

【用法】用三味汁相合，每服三合，不拘时候，调下黄连末一钱。

黄连牛乳丸

【出处】《圣济总录》卷五十八。

【组成】黄连（去须，为末）一斤，麦冬（去心，烂研）二两，牛乳、地黄汁、葛汁并一合。

【功效】清热凉血，养阴生津。

【主治】消渴。

【用法】合研，丸如梧桐子大，每服二十丸，空心粥饮下，日再服，渐加至四十丸。

天花散

【出处】《仁斋直指方论》卷十七。

【组成】天花粉、生干地黄各一两，葛根、麦冬（去心）、五味子各五钱，甘草二钱半。

【功效】生津止渴。

【主治】消渴。

【用法】为粗末，每服三钱，加粳米一百粒，水煎服。

加减地黄丸

【出处】《杂病源流犀烛·六淫门》卷十七。

【组成】熟地黄八两，山茱萸、山药各四两，茯苓、牡丹皮、五味子、百药煎各三两。

【功效】滋补肝肾，清热止渴。

【主治】消渴盛于夜者。

【用法】水煎服。

加味钱氏白术散

【出处】《丹溪心法》卷三。

【组成】人参、白术、白茯苓、甘草（炙）、枳壳（炒）各半钱，藿香一钱，葛根二钱，木香、五味子、柴胡各三分。

【功效】健脾和中，生津止渴。

【主治】消渴不能食。

【用法】水煎服。

三十、慢性肝炎

强肝汤（丸）一号

【出处】《新医学杂志》（1972年第1期）。

【组成】黄芪、丹参各五钱至一两，当归、白芍、郁金、党参、黄精、泽泻、生地黄、山药、山楂、神曲、茵陈各三至五钱，秦艽二至三钱，板蓝根三至四钱，甘草二至四钱。

【功效】健脾调肝，祛湿清热。

【主治】慢性肝炎属气血不足、脾虚、肾虚、肝郁等证型者，症见身体虚弱，腰酸，或食欲不振，便溏，或胁痛，苔白或舌红少苔，脉弦细、弦细数或虚软等。

【用法】水煎服，或做蜜丸。

强肝汤（丸）二号

【出处】《新医学杂志》（1972年第1期）。

【组成】丹参五钱至一两，当归、白芍、郁金、党参、车前子、白术、茯苓各三至五钱，败酱草、金银花各四钱至一两，茵陈三钱至一两，龙胆二至四钱，栀子、甘草各二至三钱，香橼、莱菔子（炒）各三至四钱。

【功效】调肝健脾，清热利湿。

【主治】慢性肝炎，湿热较明显者，症见身重体倦，不思饮食，口干心烦，小便短赤，大便溏或结，舌苔黄腻，脉滑数、濡数或弦滑。

【用法】水煎服，或做蜜丸。

鳖甲煎丸

【组成】鳖甲胶、硝石各90克，桃仁15克，鼠妇、厚朴、桂枝、干姜、瞿麦、石韦、射干、黄芩、阿胶、凌霄花、大黄各22.5克，蜣螂45克，牡丹皮37克，露蜂房30克，柴胡45克，葶苈子、半夏、党参各7.5克，土鳖虫、白芍各37克。

【功效】消积散结。

【主治】疟母及腹部癥瘕痞块等病症。现代临床多用治肝脾大、腹部良性肿瘤、慢性肝炎、迁延性肝炎、肝硬化、血吸虫病等病症。

【用法】①小蜜丸，每瓶120克；②大蜜丸，每丸3克。成人1次6～9克，1日2次，空腹温开水送服。

【宜忌】孕妇忌服。

慢肝养阴胶囊

【组成】北沙参、麦冬、生地黄、枸杞子、当归各9克，人参皂苷1克等。

【功效】滋补肝肾，养血和血。

【主治】肝肾阴虚所致肝炎后期综合征、迁延性或慢性肝炎，症见肝区隐痛，头晕目眩，口苦咽干，五心烦热，失眠多梦，腰背酸困，腿膝无力，舌红少津，脉弦细数等。

【用法】胶囊剂，每粒0.25克。成人1次4粒，7岁以上儿童1次2粒，3～7岁儿童1次1粒，1日3次，温开水送服。

【宜忌】阳虚与湿热、气滞血瘀型者忌用。

乙肝宝胶囊

【组成】鲜人参、灵芝、半边莲、田基黄各3克，墨旱莲、三七各9克，引流熊胆1克等。

【功效】清热化结，消肿止痛，调和气血，养肝益肾，抑制病毒，增强免疫功能。

【主治】各种肝病，急、慢性乙型肝炎和健康带病毒者。

【用法】胶囊剂，每粒0.5克，每盒120粒，1次4粒，1日3次，饭后温开水送服。急性肝炎30日为1个疗程，慢性肝炎100日为1个疗程。

（天宇）参柴颗粒

【组成】人参1克，北柴胡9克。

【功效】疏肝和胃。

【主治】慢性肝炎、肝胃不和所致的胃脘、胁肋疼痛，呕吐反酸，烦躁，口苦，胃纳减少，神疲乏力等症。

【用法】颗粒剂，每袋5克，每盒12袋，口服，1次1袋，1日3次，儿童酌减。1～3个月为1个疗程。

澳泰乐冲剂（肝炎春）

【组成】返魂草3克，郁金、白芍、生麦芽、黄精各9克等。

【功效】清热解毒，疏肝理气。

【主治】肝胆湿热、肝脾不和之证，临床多用于甲、乙型肝炎及各种慢性肝炎、急性黄疸型肝炎。

【用法】冲剂，每袋15克，饭后温开水冲服，1次1袋，1日3次。30日为1个疗程。

【宜忌】服药期间忌食辛辣、油炸之物，忌饮酒。

慢肝解郁胶囊

【组成】柴胡、当归、白术、白芍、麦芽各9克，香附、茯苓各15克，甘草3克等。

【功效】疏肝解郁，健脾和胃。

【主治】迁延性肝炎、慢性肝炎属于肝气郁结、肝脾不和、虚实夹杂证候者。

【用法】胶囊剂，每粒0.25克，口服，成人1次4粒，1日3次。

【宜忌】肝肾阴虚者忌服。

垂盆草冲剂

【组成】垂盆草全草。

【功效】清利湿热，降低谷丙转氨酶。

【主治】用于急性肝炎、迁延性肝炎、慢性肝炎等。

【用法】冲剂，每包10克，口服，1次1包，1日3次。

三十一、冠心病

冠心二号方

【出处】《方剂学》。

【组成】川芎、赤芍、红花、降香各五钱，丹参一两。

【功效】活血祛瘀，行气止痛。

【主治】冠心病心绞痛证属血瘀者。

【用法】水煎服。

失笑散

【组成】炒蒲黄、五灵脂（醋炒）各等分。

【功效】活血化瘀，调经止痛。

【主治】临床多用于一切瘀血积滞所致的痛经、闭经、产后恶露不尽等证，亦可用于血瘀胸痹证。现多用于更年期综合征、冠心病属于血瘀证者，以及宫外孕、肿瘤等。

【用法】散剂，每包9克，每袋6包，布包煎服，1次6～9克，1日1～2次。

心血宁片

【组成】葛根提取物、山楂提取物、淀粉。

【功效】通脉散瘀。

【主治】瘀血阻络所致冠心病、心绞痛、高脂血症及高血压等病，症见头痛，颈项强痛，胸闷，心前区不适等。

【用法】片剂，每片0.3克，每瓶100片。1次4片，1日3次，温开水送服。

心乐舒片

【组成】丹参9克，葛根9克，红花9克，郁金9克，桃仁9克。

【功效】活血化瘀，疏通心脉。

【主治】气滞血瘀所致胸痹心痛，现常用于冠心病心绞痛、心肌梗死及动脉粥样硬化等病，症见胸膺疼痛或胸痛彻背，痛掣肩臂等。

【用法】片剂，每片0.3克，每瓶60片。1次3～4片，1日3次，温开水送服。

愈风宁心片（葛根片）

【组成】葛根。

【功效】升清活血，通络解痉。

【主治】清阳失升、血络瘀阻所致冠心病心绞痛、高血压头痛、头晕、颈项疼痛、神经性头痛、早期突发性耳聋、梅尼埃病、视网膜中央静脉阻塞等病症，也可用于内脏下垂。

【用法】糖衣片剂，每片含葛根总黄酮60毫克，每瓶100片。1次5片，1日2～3次，温开水送服。

【宜忌】不宜过量服用，以免引起头晕、心慌。

心脑康胶囊

【组成】丹参、枸杞子、葛根、红花、牛膝、郁金、甘草、九节菖蒲、何首乌（制）、赤芍、川芎、泽泻、地龙、远志（蜜炙）各15克，酸枣仁（炒）9克，鹿心粉3克。

【功效】活血化瘀，通窍止痛。

【主治】血脉瘀滞所致冠心病心绞痛及脑动脉硬化症，症见胸闷心悸，心前区不适，头昏眼花，耳鸣健忘，失眠多梦，舌暗红，脉细涩等。

【用法】胶囊剂，每粒0.25克。1次4粒，1日3次，温开水送服。

心安宁片

【组成】葛根15克，山楂、何首乌（制）各9克，珍珠粉3克。

【功效】活血化瘀，潜阳通络。

【主治】络脉瘀阻所致头痛、眩晕、心悸等，现常用于冠心病心绞痛及高血压、高脂血症，症见头昏眼花，心悸胸闷，失眠耳鸣等。

【用法】片剂，每片0.25克，相当于原药材0.64克，每瓶60片或100片。1次4～5片，1日3次，温开水送服。

冠心片

【组成】赤芍15克，川芎15克，红花15克，丹参15克，降香9克。

【功效】活血化瘀。

【主治】血瘀型胸痹心痛等，现常用于冠心病心绞痛，症见胸闷疼痛，心区憋闷，或闪痛势若针刺，舌紫暗，脉涩或结代等。

【用法】片剂，0.25克、0.5克，每瓶40片、50片、100片、150片。1次6～8片，1日3次，温开水送服。

保心片

【组成】三七、山楂、何首乌（制）各9克，丹参、川芎各15克。

【功效】活血化瘀，通脉降脂。

【主治】瘀血阻滞所致心悸、眩晕等，现常用于冠心病心绞痛、高血压、高脂血症等病，症见心慌胸闷，心前区不适，头昏目眩，四肢麻木等。

【用法】片剂，每片0.52克，每瓶100片。1次4～6片，1日3次，温开水送服。

三十二、高血压

安脑丸

【组成】人工牛黄、水牛角、珍珠各0.1克，黄连、栀子各9克等。

【功效】醒脑安神，清热解毒，镇惊息风，豁痰开窍。

【主治】实热所致的高热神昏、头痛眩晕、抽搐惊厥、中风窍闭等症，现常用于各种高血压、动脉硬化症、脑血管意外、流脑、乙脑等属实热痰火者。

【用法】丸剂，每丸3克，每盒6丸，口服，1次1～2丸，1日2次，或遵医嘱。

脑血康口服液

【组成】水蛭提取物。

【功效】活血化瘀，破血散结。有改善脑缺氧、改善微循环障碍、降低血压、加速纤维蛋白溶解、增强吞噬细胞功能、促进血肿吸收等作用。

【主治】为治疗高血压脑出血的有效药物，脑血肿、脑血栓亦可用。

【用法】口服液，每支10毫升，每盒10支，1次10毫升，1日3次，30日为1个疗程。

黄腐酸钠口服液

【组成】黄腐酸钠（乌金石提取物）。

【功效】降压，止血，止泻，调整甲状腺功能。

【主治】高血压病，急性胃炎及十二指肠出血，急性胃肠炎，胃及十二指肠溃疡，神经型克汀病。

【用法】口服液，每支10毫升，每盒10支，或每瓶100毫升，口服，1次10～20毫升，1日3次。

牛黄清脑片

【组成】玄参、黄芩、金银花、甘草、板蓝根、蒲公英、天花粉、大黄、连翘、石决明、生石膏、雄黄、赭石、朱砂、麦冬、郁金、栀子、生地黄、葛根、苦胆膏、黄连、珍珠、磁石各9克，冰片、牛黄各0.1克。

【功效】清热解毒，清脑安神。

【主治】头身高热，头昏脑晕，言语狂躁，舌干眼花，咽喉肿痛及小儿内热惊风抽搐。对高血压、神经官能症、神经性头痛、失眠等病症，均有清脑镇静作用。

【用法】片剂，每片重0.34克。每次2～4片，1日3次，温开水送服。神经官能症者可适当增量或遵医嘱。

【宜忌】孕妇忌服，体弱及低血压者慎用。

泻青丸

【组成】龙胆、栀子、大黄（酒蒸）、羌活、防风、当归、川芎各9克。

【功效】清热泻火，养肝散郁。

【主治】肝火郁结所致目疾、头痛、小儿急惊风，现常用于葡萄膜炎、血管神经性头痛、高血压头痛，症见目赤肿痛，多梦易惊，耳鸣，烦躁少寐，头痛，眩晕，大便干结，小便黄赤，舌红，苔黄，脉弦数等。

【用法】蜜丸，每丸重3克。成人1次1丸，1日2次，竹叶煎汤加糖少许送服更佳。

【宜忌】肝血不足、阴虚阳亢者不宜使用。

当归龙荟丸

【组成】当归（酒炒）、芦荟、青黛、黄连（酒炒）、黄芩（酒炒）、黄柏（盐炒）各9克，龙胆（酒炒）、栀子、大黄（酒炒）各15克，木香5克，麝香0.1克。

【功效】清肝利胆，泻火通便。

【主治】肝火眩晕、湿热带下、狂证、实热便秘等，症见面红目赤眩晕，耳鸣耳聋，或谵语发狂，神志不宁，或腹胀疼痛，大便秘结，或妇女带下黄赤、腥臭，阴痒，小便赤涩，舌苔黄，脉弦数。现常用于高血压、梅尼埃病、神经分裂症、盆腔炎、尿道炎、滴虫病。

【用法】丸剂。蜜丸，每丸重9克，1次1～2丸，1日2～3次；水丸，每100粒重6克，1次6～9克，1日2～3次，儿童用量酌减。空腹温开水送服。

【宜忌】孕妇忌服，阴虚火旺、体虚便溏者慎用。

九分散

【组成】制乳香、制没药、马钱子粉、麻黄各9克。

【功效】活血散瘀，消肿止痛。

【主治】跌打损伤所致骨折、脱臼、韧带损伤、软组织挫伤及慢性血瘀型腰腿痛，症见瘀血肿痛、筋骨拘挛、四肢无力等。

【用法】散剂，每包2.5克，1次2.5克，1日1次，饭后服；外用适量，白酒调敷创伤青肿未破处。

【宜忌】高血压、肾脏病、心脏病及孕妇忌服；小儿及体弱者按医嘱慎服；破伤出血者不可外敷；本品为剧毒药，每次服用剂量不得超过2.7克，若急性中毒出现惊厥时，应采取相应的急救措施。

消栓口服液

【组成】生黄芪、当归尾、川芎、赤芍、地龙、桃仁、红花各等分。

【功效】补气活血，通络化瘀。

【主治】气血瘀阻，眼科常用于视网膜血管阻塞，也用于高血压动脉硬化性视网膜病变，症见视物模糊，或视力骤丧，头晕头痛，胸胁胀痛，脉弦或涩，并治中风后遗症半身不遂等。

【用法】口服液，每支10毫升。1次1～2支，1日2～3次。

【宜忌】阴虚阳亢、风火上扰、痰浊蒙蔽者禁用。

三十三、心力衰竭

定心丹

【组成】貂心、朱砂、地黄、天冬、防己、琥珀、茯苓、牡丹皮等。

【功效】养阴利水，镇静安神。

【主治】阴虚血瘀所致心悸、喘脱等，常用于风湿性心脏病、心动过速、心律不齐、心力衰竭等病，症见心慌气短，胸闷咳喘，面浮肢肿等。

【用法】水丸，每10粒重3克，每瓶3克。1次1粒，1日2次，温开水送服。

独参汤

【出处】《丹溪心法》卷二。

【组成】人参（去芦）一两。

【功效】益气固脱。

【主治】劳证后，以此补之。现在还用于大失血、创伤休克、心力衰竭等危重病人，症见面色苍白，神情淡漠，肢冷汗多，脉象沉微欲绝。

【用法】㕮咀，水二盅，大枣五枚。煎，不拘时，细细服之。

三十四、心律失常

生脉注射液

【组成】红参15克，麦冬9克，五味子6克。

【功效】活血化瘀，理气开窍，益气强心，生津复脉。

【主治】气短乏力，心悸心慌，口干舌燥，汗出过多，睡眠不安等症。研究证实：本品对中枢神经系统有某种特异作用，可加强大脑皮质的兴奋过程，提高一般脑力和体力，有显著抗疲劳作用和“适应原”样作用，有强心、抗休克、抗心律失常等药理活性，可用于心肌梗死、冠心病、心绞痛、中毒性休克、心源性休克、微循环障碍及气虚、血虚、阳虚引起的病症。

【用法】针剂，每支5毫升，每盒5支。①肌注，1日2次，1次5毫升；②静滴，1次10～20毫升，加入5%的葡萄糖注射液250～500毫升中。

【备注】极个别病例有过敏现象发生。

心可舒片

【组成】三七、丹参、木香、葛根、山楂各9克等。

【功效】活血化瘀，行气止痛。

【主治】因气滞血瘀引起的胸中憋闷、疼痛、头晕、头痛、颈项疼痛等症。现多用于冠心病、心绞痛，以及心脏疾患引起的心律失常（早搏）有上述表现者。

【用法】片剂，每板24片，每盒2板，内服，1次4片，1日3次。1个月为1个疗程，超前服用可用于冠心病的预防。

朱砂安神丸

【组成】朱砂1克，黄连9克，生地黄15克，当归9克，炙甘草3克。

【功效】滋阴养血，清心降火，重镇安神。

【主治】心火上炎、灼伤阴血所致的各种心脏病、心律失常、神经衰弱、失眠、精神分裂症、眩晕症、高血压等病，症见心神烦乱，怔忡心悸，头晕欲吐，失眠多梦，舌红，脉细数。

【用法】蜜丸，每丸重9克。1次1丸，1日2~3次，温开水送服。

【宜忌】本品所含的朱砂有毒，不宜多服或久服，不宜与碘、溴化物并用。孕妇忌服。

三十五、胆固醇增高症

降脂灵片

【组成】制何首乌、山楂、决明子、金樱子、制黄精、桑寄生、木香、泽泻（盐水制）。

【功效】滋肾，平肝，降脂。

【主治】高胆固醇血症、高脂血症，亦可用于高血压、冠心病，症见头痛眩晕，目花耳鸣，胸闷心悸等。

【用法】糖衣片，每片0.3克。1日4~6片，1日3次，或遵医嘱，温开水送服。

【宜忌】忌肥甘厚味食物。

降醇灵

【组成】决明子。

【功效】清肝润肠。

【主治】高胆固醇血症，亦用于预防动脉硬化。

【用法】胶囊剂，每粒0.5克，相当于原药材5克。1次4粒，1日3次，温开水送服。

三十六、病毒性心肌炎

甘露消毒丹

【组成】藿香30克，石菖蒲、白豆蔻、连翘各15克，黄芩、茵陈、射干各9克，滑石、川贝母、薄荷各6克。

【功效】芳香化浊，利湿解毒。

【主治】湿热郁滞所致急性病毒性肝炎、胆囊炎、急性肠炎、痢疾、流行性腮腺炎、尿路感染、病毒性心肌炎、结膜炎、睑缘炎等，症见发热身困，胸脘痞闷，口渴心烦，小便短赤，或见身目俱黄，大便泄泻，右胁下胀痛不适，眼部痛痒，苔黄厚腻，脉濡数。

【用法】水丸，每50粒约重3克。成人1次6～9克，7岁以上儿童服成人1/2量，3～7岁儿童服1/3量，1日3次，温开水送服。

【宜忌】忌生冷、辛辣、油腻之品，湿热兼有阴亏之证者慎用。

养心饮

【组成】沙参、五味子、丹参、玄参各6克，麦冬10克，玉竹20克，灯心草1.5克，竹叶3克，三七粉（冲服）1.5克，甘草10～30克。

【功效】益气滋阴，化瘀复脉。

【主治】病毒性心肌炎。

【加减】初期兼有表证者，加银翘散；咽喉肿痛者，加金银花、连翘、牛蒡子；低热者，加地骨皮、白薇；心悸失眠者，加酸枣仁、柏子仁；胸闷、胸痛者，加瓜蒌、薤白；汗多者，加牡蛎、浮小麦；阳气欲脱者，加参附汤。

【用法】水煎服。

三十七、便血

提肛散

【出处】《外科正宗》卷三。

【组成】川芎、当归、白术、人参、黄芪、陈皮、甘草各一钱，升麻、柴胡、黄芩、黄连、白芷各五分。

【功效】益气养血，清热举陷。

【主治】气虚肛门下坠及脱肛便血、脾胃虚弱。

【用法】水二盅，煎八分，食远服，渣再煎服。

顺经两安汤

【出处】《傅青主女科》卷上。

【组成】当归（酒洗）、白芍（酒炒）、大熟地黄（九蒸）各五钱，山茱萸（蒸）二钱，人参三钱，白术（土炒）五钱，麦冬（去心）五钱，荆芥穗二钱，巴戟天（盐水浸）一钱，升麻四分。

【功效】补心肾，益肝血。

【主治】心肾不足，经前便血。

【用法】水煎服。

龟柏丸

【出处】《医学入门》卷七。

【组成】龟板三两，侧柏叶一两半，芍药一两半，椿根皮七钱半，升麻、香附各五钱。

【功效】育阴凉血，清热疏风。

【主治】便血久而致虚，腰脚软痛及麻风疮痒见血。

【用法】为末，粥丸，四物汤加白术、黄连、陈皮、甘草、生姜煎汤送下。

当归补血汤

【出处】《原机启微》卷下。

【组成】熟地黄、当归各六分，川芎、牛膝、白芍、炙甘草、白术、防风各五分，生地黄、天冬各四分。

【功效】滋阴养血，明目止痛。

【主治】衄血、便血，妇人产后崩漏及亡血过多，致使睛珠疼痛，不能视物，畏光酸涩，眼睑无力，眉目及太阳穴疼痛。

【用法】作一服，水二盏，煎至一盏，去滓，稍热服。恶心不进食者，加生姜煎。

加味归脾汤

【出处】《保婴撮要》卷十三。

【组成】人参、黄芪（炒）、茯神（去木）各二两，甘草（炒）、白术（炒）各一两，木香五分，远志（去心）、酸枣仁、龙眼肉、当归、牡丹皮、栀子（炒）各一钱。

【功效】补气养血，疏肝清热。

【主治】小儿因乳母忧思郁怒，胸胁作痛，或肝脾经分患疮疡，或寒热惊悸无寐，或便血盗汗，疮口不敛。

【用法】水煎，乳母服，儿亦服之。

归脾汤

【出处】《正体类要》卷下。

【组成】白术、当归、茯苓、黄芪（炙）、龙眼肉、远志、酸枣仁（炒）各一钱，木香五钱，甘草（炙）三分，人参一钱。

【功效】健脾益气，补血安神。

【主治】心脾两虚，气血不足，心悸健忘，失眠多梦，发热，体倦食少，面色萎黄，舌质淡，苔薄白，脉细弱，以及脾不统血所致便血，妇女月经先期、量多，甚或崩漏者。

【用法】加生姜、大枣，水煎服。

槐花散

【出处】《普济本事方》卷五。

【组成】槐花（炒）、侧柏叶（杵，焙）、荆芥穗、枳壳（去瓤，细切，麸炒黄）各等分。

【功效】清肠止血，疏风下气。

【主治】肠风，脏毒，痔疮便血，血色鲜红或紫黯，证属湿热内蕴者。

【用法】经炮制后，各等分，研为细末，用清米饮调下二钱，空心食前服。

黄土汤

【出处】《金匮要略》。

【组成】甘草、干地黄、白术、附子（炮）、阿胶、黄芩各三两，灶中黄土半斤。

【功效】温阳健脾，养血止血。

【主治】虚寒便血，先便后血，以及吐血、衄血、崩漏，血色黯淡，面色萎黄，四肢不温，舌淡，苔白，脉沉细无力。

【用法】以水八升，煮取三升，分温二服。

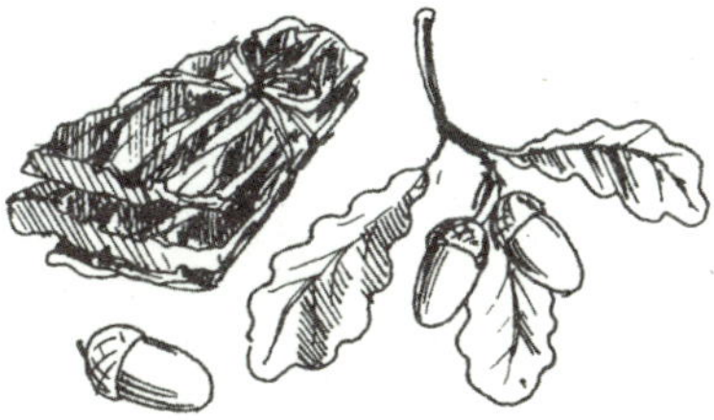

第二章 外科

一、深部脓肿

如意金黄散

【组成】大黄、黄柏、姜黄、白芷、天花粉、生南星、生苍术、生厚朴、陈皮、生甘草各等分。

【功效】清热解毒，活血消肿。

【主治】阳证、实证之痈疽疮疡初起未成脓或欲成脓者。现常用于急性化脓性感染，如疖、痈、急性蜂窝织炎、急性淋巴结炎、急性化脓性骨髓炎、肝脓肿、急性阑尾炎、流行性腮腺炎、化脓性腮腺炎、浅静脉炎、结节性红斑、肛周脓肿等病，症见局部红肿结块，灼热疼痛等。

【用法】散剂，每袋15克。用时以茶汁、鲜草药（如马齿苋、绿豆芽、萝卜等）捣汁调成糊状外敷，亦可用凡士林调成软膏（名金黄膏）外用，1日1～2次。

【宜忌】敷贴后应保持药物湿润状态，干后可用原药汁蘸湿以再敷，中间留孔，让其透气使肿势集中。

西黄丸（犀黄丸）

【组成】牛黄（或人工牛黄）30克，麝香7.5克，乳香（醋制）90克，没药（醋制）60克，黄米粉（蒸熟）60克。

【功效】清热解毒，化痰散结，活血祛瘀，消肿止痛。

【主治】乳癖乳疬、乳岩、瘰疬、疔毒恶疮、痰核流注、走黄陷证，现常用于乳腺增生症、乳腺纤维瘤、乳癌、颈淋巴结核、淋巴结炎、骨髓炎、阑尾炎、化脓性皮肤炎、多发性脓肿、菌血症、急性化脓性感染、恶性肿瘤等病。无论外科阳证还是外科阴疽，均可使用。

【用法】水丸，每10粒重3克，1次3克，1日2次，温开水或黄酒送服。

【宜忌】忌食辛辣厚味，孕妇忌服。

二、慢性溃疡

绛珠膏

【出处】《外科大成》卷一。

【组成】麻油十两，鸡子黄十个，血余五钱，天麻子肉八十一粒，白蜜蜡三两，黄丹（飞）二两，乳香、没药、轻粉、珍珠、血竭、儿茶各三钱，朱砂二钱，冰片一钱，麝香五分。

【功效】去腐，定痛，生肌。

【主治】痈疽溃疡。

【加减】乳岩加银朱一两掺入。

【用法】以麻油炸血余焦化，入麻子肉炸枯去渣，入蜡，候化离火，少时，入黄丹搅匀，再加细药，和匀收用，摊贴患处。

回阳生肌散

【出处】《赵炳南临床经验集》。

【组成】人参、鹿茸、雄黄各五分，乳香一两，琥珀二钱五分，京红粉一钱。

【功效】回阳生肌，止痛收敛。

【主治】结核性溃疡（鼠疮）、慢性顽固性溃疡及属于阴疮久不收口者。

【用法】为细末，薄撒于疮面上，或制药捻用。阳证疮疖及汞过敏者禁用。

三、坏疽

常春藤方

【组成】鲜常春藤10克。

【功效】祛风，利湿，平肝，解毒。

【主治】用于关节风痛及腰部酸痛、产后感风头痛、疮黑凹、一切痈疽、衄血不止、疔疮痈肿等。

【用法】水煎服，亦可采鲜叶适量，捣烂，外敷伤处。

败酱草方

【组成】鲜败酱草100克。

【功效】清热解毒，消痈排脓，祛瘀止痛。

【主治】用于肠痈、肺痈、坏痈、痢疾、产后瘀血腹痛等。

【用法】水煎分3次服，每日1剂，连服3~5日。

连钱草方

【组成】鲜连钱草适量。

【功效】利湿退黄，利尿通淋，解毒消肿。

【主治】用于热淋、石淋、湿热黄疸、疮痈肿痛、坏疽、跌打损伤等。

【用法】将鲜连钱草捣烂，加黄酒少许，炒热敷患处。

迎春花方

【组成】迎春花叶30克。

【功效】清热解毒，活血消肿，通鼻窍。

【主治】用于发热头痛、咽喉肿痛、小便热痛、痤疮肿痛、坏疽、跌打损伤等。

【用法】阴干，研细末，每次6~9克，酒、水各半冲服。

四、指头炎

爵床方

【组成】鲜爵床50克，食盐5克。

【功效】清热解毒，强筋健骨，活血化瘀，利尿消肿，祛风除湿。

【主治】用于感冒发热、咽喉肿痛、口舌生疮、肾盂肾炎、筋骨疼痛、日常跌倒、指头炎等，还可用于疟疾、黄疸、疳积、湿热、血痢等。

【用法】取鲜草洗净，捣烂，外敷患处，每日换药1次。

乌蔹莓方

【组成】鲜乌蔹莓、鲜紫花地丁各等分。

【功效】补益气血，凉血解毒，祛风止痒，活血化瘀，消肿止痛。

【主治】可以祛除体内的风湿之邪，治疗风湿引起的关节疼痛、屈伸不利、指头炎等。除此之外，乌蔹莓还有解毒消肿的作用，蜂蜇伤、毒蛇咬伤时可用乌蔹莓外敷治疗，不仅能够加快对毒素的代谢，还能消除局部的肿胀。同时对于跌打损伤、项下热肿、咽喉肿痛、痈疽发背等病症也有一定的疗效。

【用法】共洗净，捣烂，外敷患处。

地胆草方

【组成】鲜地胆草、鲜木芙蓉叶（或根皮）适量。

【功效】清热解毒，利水消肿。

【主治】对人体内的金黄色葡萄球菌、大肠杆菌、绿脓杆菌、伤寒杆菌等致病菌都有很好的抑制作用，能消除它们的活性，也可以用于治疗感冒高热、肺热咳嗽、咽喉肿痛或湿热黄疸、泻痢、热淋等，还能缓解关节疼痛、治疗指头炎。

【用法】共捣烂，外敷患处，每日换药1次。

灯笼泡果方

【组成】鲜灯笼泡果适量。

【功效】清热解毒，利水消肿，活血化瘀，止痛，补肾壮阳，利尿止泻。

【主治】用于咽喉肿痛、口腔溃疡、风湿性关节炎、指头炎、痔、便血等。

【用法】洗净捣烂，外敷患指。

马蹄草方

【组成】鲜马蹄草30克。

【功效】清热利湿，消肿解毒，抗菌消炎，活血止痛，利水通淋。

【主治】用于暑湿感冒、皮肤病、指头炎、尿路感染等。

【用法】捣烂敷患处，每日换药2次。

青木香方

【组成】青木香鲜叶、鲜天葵草各30克，甜酒糟适量。

【功效】润肺止咳，解毒消肿，散瘀止痛。

【主治】用于肺痨咯血、肺热咳嗽、口腔炎、咽喉肿痛、小儿疳积、瘰疬、疮疡肿毒、指头炎、跌打损伤等。

【用法】捣烂敷患处。

半边莲方

【组成】鲜半边莲、鲜犁头草各等分，白糖少许。

【功效】利尿消肿，清热解毒。

【主治】用于痈疽、疔疮、瘰疬、乳痈、指头炎、外伤出血等。

【用法】捣烂敷患处，每日换药1次。

五、蜂窝织炎

六应丸

【组成】珍珠、牛黄、蟾酥、冰片等各等分。

【功效】清热解毒，消肿止痛。

【主治】热毒壅盛所致急性扁桃体炎、咽喉炎、白喉，以及痈、疖、丹毒、蜂窝织炎、乳痈发背等，也治毒蛇咬伤、无名肿毒等，症见咽喉肿痛，甚至糜腐，扁桃体红肿，饮食受阻，呼吸困难；或肌肤局部红肿起核，焮热疼痛等。

【用法】水丸，每100粒重0.3克，每瓶100粒。成人1次10粒，小儿5粒，婴儿2粒，1日3次，温开水送服，外用以凉开水或米醋调敷患处。

鱼腥草

【出处】始载于《名医别录》，列为下品，为三白草科植物蕺菜的干燥地上部分。本品茎叶紫赤，有鱼腥气味，故名。

【功效】清热解毒，利尿消肿。

【主治】肺脓疡、痰热咳嗽、尿路感染、痈肿疮疖、带下、湿疹、疥癣等。配桔梗，清热解毒除肺痈，宣肺托脓祛溃疡，治肺脓疡及痈肿脓出不畅。配蒲公英，解毒力加倍，清热效益彰，治肺痈、乳痈、尿路感染及蜂窝组织炎。

【用法】内服，15～25克。外用，适量捣烂敷或煎汤熏洗患处。

【宜忌】虚寒证及阴性外疡者忌服。

【选方】(1)鱼腥草散：鱼腥草10克，连翘10克，桑枝30克，共研为散。每服10克，日服3次。用于肺炎、肺脓疡、支气管炎和上呼吸道感染等。

(2)鱼腥草注射液：每支2毫升，肌内注射，每日2～3次，每次2毫升。有清热、解毒、利尿的作用，用于肾盂肾炎、尿道炎、子宫颈炎、乳腺炎和肺炎、上呼吸道感染等。

(3)治外阴瘙痒，肛裂痔疮，用鱼腥草适量，水煎熏洗。

千里光方

【组成】鲜千里光、鲜筋骨草、鲜木芙蓉叶(花)各等分。

【功效】清热解毒，清肝明目。

【主治】用于急性结膜炎、皮肤瘙痒、过敏性皮炎、荨麻疹、细菌性痢疾、丹毒、疖、外阴瘙痒症、阴部湿疹、钩端螺旋体病、痈、蜂窝织炎等。

【用法】共洗净，捣烂，外敷患处，1日1换；也可烘干，研细末，冷开水调敷。

鸡矢藤方

【组成】鸡矢藤100克，地锦草50克，95%酒精500毫升。

【功效】止痛解毒，消食化积，活血化瘀，祛湿通络。

【主治】风湿筋骨痛，跌打损伤，外伤性疼痛，肝胆、胃肠绞痛，黄疸型肝炎，肠炎，痢疾，消化不良，小儿疳积。

【用法】鸡矢藤和地锦草研末，浸泡于酒精中，24小时后过滤。将纱布浸湿药液后，持续湿敷患处。

松香方

【组成】松香250克，蓖麻子49粒，铜绿(研细)60克，猪胆汁100毫升，麻油100毫升。

【功效】祛风燥湿，舒筋通络，祛风益气，收湿，止血，活血止痛。

【主治】多发性毛囊炎，蜂窝织炎。

【用法】先将蓖麻子放入麻油中，加热，熬至蓖麻子枯，过滤，取油备用。再将松香放入铜锅内，隔水加热至化，再下猪胆汁、铜绿、麻油，熬匀，捣千余下，倒入水中，用手扯拔百余次，放罐内贮藏。将患处消毒后，取药膏匀摊于敷料上，贴患处。

望江南方

【组成】鲜望江南叶适量。

【功效】肃肺清肝，利尿通便，解毒消肿。

【主治】用于咳嗽气喘、头痛目赤、小便血淋、大便秘结、痈肿疮毒、蛇虫咬伤等。

【用法】洗净，捣烂，外敷患处，每日换药1～2次。

一点红方

【组成】一点红、木芙蓉花叶、筋骨草各等分。

【功效】清热解毒，散瘀消肿。

【主治】痈疖，蜂窝织炎。

【用法】烘干，研细末，加凡士林配成25%软膏，外敷患处，每日换药1次。

六、淋巴管炎

金莲花

【功效】清热解毒。

【主治】急、慢性扁桃体炎，急性中耳炎，急性鼓膜炎，急性结膜炎，急性淋巴管炎。

【用法】3～6克。

蒲公英方

【组成】鲜蒲公英500克。

【功效】清热解毒，消肿散结，利尿通淋。

【主治】治疗淋巴管炎有一定的效果。

【用法】洗净，用洁净纱布包好，捣烂取汁，分2次口服，每日1剂，连服3～5日。

枸骨根皮方

【组成】枸骨根皮25克，酢浆草、苦参、苦楝子、乌药各15克。

【功效】滋阴清热，补肾壮骨。

【主治】发热，腰筋骨痛，流火（急性淋巴管炎）。

【用法】水煎服，每日1剂。

青蒿方

【组成】青蒿、黄荆叶各30克，威灵仙15克，枸骨根皮18克，败酱草18克。

【功效】祛风止痛，化痰止咳，行气止痛。

【主治】淋巴管炎。

【用法】煎服，水5碗煎2碗，早、晚各服1次，并以鲜半枝莲适量，加食盐少许，捣烂，外敷患处。

【宜忌】身体湿热燥渴或无气滞者，不宜服用。

败酱草方

【组成】鲜败酱草200克。

【功效】清热解毒，消痈排脓，祛瘀止痛。

【主治】淋巴管炎，急性化脓性扁桃体炎，肺炎，急性阑尾炎，胆道感染和急性胰腺炎。

【用法】水煎，分2次服，每日1剂。

半枝莲方

【组成】鲜半枝莲适量。

【功效】清热解毒，化瘀利尿。

【主治】急性淋巴管炎，对蛇虫毒及疔疮血毒等病可供急救解毒。

【用法】加食盐少许，捣烂外敷患处，每日换药1次。

七、骨结核

马蔺子汤

【组成】马蔺子1000克。

【功效】清热，利湿，止血，解毒。

【主治】骨结核，淋巴结核。

【用法】将马蔺子炒干，研细末，每次5克，每日3次，温开水送服，连服60日。另以马蔺子细末，与凡士林按2：5比例配成软膏，外敷患处。

大枣乌龟方

【组成】大枣500克，乌龟（500克左右）1只。

【功效】补脾益胃，养血安神，益气生津。

【主治】消化性溃疡，紫癜，预防输血反应、骨结核、肝炎、肝硬化所致血清谷丙转氨酶升高。

【用法】将乌龟用麻绳缚住，用湿草纸包3层，再以黄土浆包裹，置炭火中烧焦，去泥及草纸，取乌龟研细末；再将大枣用温水泡后去皮、核，取枣肉蒸烂，与龟粉共捣为丸，烘干，每日早晚各服10克，以夏枯草10克煎汤送服或开水送服。

蜈蚣方

【组成】蜈蚣4条，鸡蛋2个。

【功效】祛风镇痉，散结攻毒。

【主治】骨结核。

【用法】将蜈蚣研末，与鸡蛋同炒，分3次吃完。

八、脱肛

五倍子汤

【出处】《疡科选粹》卷五。

【组成】五倍子、朴硝、桑寄生、莲房、荆芥各等分。

【功效】消肿止痛，收敛止血。

【主治】痔疮、脱肛等。

【用法】水煎，先熏后洗。

十香暖脐膏

【出处】《清太医院配方》。

【组成】附子、天麻子、小茴香、菟丝子、川芎各二两，木香、川乌、草乌、干姜、白芷各一两，麻油五斤，黄丹二斤，丁香、乳香、没药、肉桂各二钱，麝香五分。

【功效】暖腰肾，和血脉，散风邪，通筋骨。

【主治】阴寒腹痛，水泻痢疾，下坠脱肛；肝胃不和，脘痛胁胀；男子淋浊寒疝，女子带下癥瘕；小儿痞块疳积；兼治风寒感冒。

【用法】将前十味用麻油熬枯去渣，入黄丹搅匀，再入余药搅匀摊布上，用时以温水化开，贴脐上。

养脏汤

【出处】《证治准绳·幼科》集七。

【组成】人参（去芦）、甘草（炙）各二钱半，白芍、白术各半两，南木香、肉桂（去粗皮）各一钱，肉豆蔻、罂粟壳（去蒂，锉，蜜水炒）、诃子肉各一钱半。

【功效】温补脾肾，涩肠止泻。

【主治】久泻久痢，脾肾虚寒，泻痢无度，腹痛喜温喜按，食少神疲，以及脱肛坠下者。

【用法】吹咀，每服二钱，水一盏，姜二片，枣一枚，煎七分，空心温服，或入仓米同煎。

诃子皮散

【出处】《兰室秘藏》卷下。

【组成】罂粟壳（去蒂、萼，蜜炒）、橘皮各五分，干姜（炮）六分，诃子（煨，去核）七分。

【功效】温中散寒，涩肠固脱。

【主治】肠胃虚寒，肠滑不固，泻下完谷，腹鸣腹痛，甚至脱肛；或下痢脓血，白多赤少，腹痛里急后重。

【用法】为细末，水二盏，煎至一盏，和渣，空心热服。

提肛散

【出处】《外科正宗》卷三。

【组成】川芎、当归、白术、人参、黄芪、陈皮、甘草各一钱，升麻、柴胡、黄芩、黄连、白芷各五分。

【功效】益气养血，清热举陷。

【主治】气虚肛门下坠及脱肛便血、脾胃虚弱。

【用法】水二盅，煎八分，食远服，渣再煎服。

补中益气汤

【出处】《内外伤辨》卷中。

【组成】黄芪（劳役病热甚者，一钱）、人参（去芦）、升麻、柴胡、橘皮、当归身（酒洗）、白术各三分，甘草（炙）五分。

【功效】补中益气，升阳举陷。

【主治】脾胃气虚，少气懒言，四肢无力，困倦少食，饮食乏味，不耐劳累，动则气短；或气虚发热，气高而喘，身热而烦，渴喜冷饮，其脉洪大，按之无力，皮肤不任风寒，而生寒热头痛；或气虚下陷，久泻脱肛。

【用法】吹咀，水二盏，煎至一盏，去渣，早饭后温服，如伤之重者二服。

消痔灵片

【组成】五倍子15克，白蔹9

克，卷柏9克，地榆9克，槐花9克，牛羊胆膏6克。

【功效】清热凉血，收敛消炎。

【主治】内外痔，症见肛门部红肿疼痛，脱肛不收，或伴便血，血色鲜红，或滴或射，舌质红，脉滑数。

【用法】片剂，1次2～3片，1日3次，饭后温开水送服。

化痔灵片

【组成】黄连15克，熊胆1克，五倍子9克，石榴皮6克，诃子9克，雄黄0.1克，猪胆1克，苦地胆1克，三七3克等。

【功效】清热凉血，收敛消炎。

【主治】血热型内外痔，症见排便时出血，血色鲜红，脱肛不收或有红肿疼痛，舌质红，脉弦数。

【用法】片剂，每瓶60片，口服，1次4～6片，1日3次。

【宜忌】孕妇慎用。

石榴皮方

【组成】石榴皮、红枣树皮（炒）各6克，明矾3克。

【功效】涩肠止泻，止血。

【主治】小儿脱肛。

【用法】共研细末，每次便后清洗肛门，外敷患处。

白背叶炖猪大肠方

【组成】白背叶根30～60克，猪大肠100克。

【功效】收敛固脱。

【主治】脱肛，便血。

【用法】水炖烂，喝汤吃肉。

枳壳方

【组成】枳壳30克，甘草5克。

【功效】破气消积，泻痰除痞。

【主治】直肠脱垂。

【用法】水煎服，每日1剂。

南蛇藤方

【组成】南蛇藤20克，槐米15克，枳壳15克，猪大肠1段（约15厘米长）。

【功效】祛风湿，强筋骨，活血

通络。

【主治】脱肛。

【用法】加水炖烂，去药渣，喝汤吃肠（可加佐料伴食）。

参麦芩连归地汤

【组成】沙参5克，麦冬12克，黄芩10克，黄连5克，当归6克，生地黄15克，枳壳6克，厚朴9克，乌梅9克，白芍9克。

【功效】清热凉血，利肛收敛。

【主治】肺热气虚之脱肛。

【用法】水煎服，每日1剂。

益气升阳汤

【组成】黄芪15克，当归10克，党参15克，白术10克，柴胡10克，升麻10克，炙甘草10克，樗树皮10克，陈皮10克，罂粟壳10克。

【功效】益气升阳。

【主治】脱肛。

【用法】每日1剂，水煎3次分服。

九、痔疮

洗痔黄硝汤

【出处】《疡医大全》卷二十三。

【组成】大黄二两，朴硝一两。

【功效】清热泻火，消肿止痛。

【主治】痔疮肿痛。

【用法】先用水十二碗煎大黄至八碗，再入朴硝，略滚倾桶内熏洗。

枯痔散

【出处】《中医外科学简编》。

【组成】白矾、白砒、硼砂、雄黄、西硫黄各二钱。

【功效】溃坚散瘀，腐蚀痔核。

【主治】痔疮，三期内痔合并直肠黏膜脱垂者，以及老年或继发性贫血，肺结核、高血压合并痔疮者。

【用法】先将白矾、白砒、硼砂、雄黄共研粗末，投入砂罐内，罐口以纸封闭，在纸的中央剪一如拇指尖大的圆孔，置火炉上烧炼，待罐内药物完全熔化时，即从孔中倾入已研细之硫黄末，改用文火，待完全炼干后离火，凉后倒出药饼，研为极细粉末，贮瓶备用。临用时，先用温水洗净患处，以棉纸将痔疮的周围与好肉隔开，后以枯痔散调涂痔上，并以棉纸反折包裹，使药不致外溢，免损伤好肉。其用量宜从小量开始，逐日递增。每日涂药一至二次，若涂八至十次，痔疮自然脱落。

坎宫锭子

【出处】《外科大成》卷一。

【组成】京墨一两，熊胆三钱，胡黄连、儿茶各二钱，冰片一钱，麝香五分，牛黄三分。

【功效】清热解毒，消肿止痛。

【主治】焮赤肿痛诸毒，痔疮。

【用法】为末，用猪胆汁为主，加姜汁，大黄水浸取汁，酽醋各少许相兑，和药成锭，用凉水磨如墨，以笔蘸药涂于患处。

五倍子汤

【出处】《疡科选粹》卷五。

【组成】五倍子、朴硝、桑寄生、莲房、荆芥各等分。

【功效】消肿止痛，收敛止血。

【主治】痔疮，脱肛。

【用法】水煎，先熏后洗。

三品一条枪

【出处】《外科正宗》卷二。

【组成】明矾二两，白砒一两五钱，雄黄二钱四分，乳香一钱二分。

【功效】去腐化管，消肿止痛。

【主治】用于痔疮、漏疮、翻花瘿瘤、气核、瘰疬、疔疮、发背、脑疽等。

【用法】先将明矾、白砒共为极细末，放入小罐内，置炭火上煅至红青烟已尽，旋起白烟，片时约上下红彻，住火，取罐放地上一宿，将罐内砒矾净粉一两取出，再加入雄黄、乳香，共研极细末，厚糊调稠，搓成线条状阴干。用时插入疮孔，无孔者先用针刺孔，早晚插药二次，三日后疮孔增大，每次可插入十余条，插至七日以后疮孔四周自然裂开大缝，一般十四日左右疮管脱落，随用汤洗搽，外上玉红膏，虚者兼服健脾之药。

二子散

【出处】《疡科选粹》卷五。

【组成】木鳖子、五倍子各等分。

【功效】清火消肿，收敛止血。

【主治】痔疮，肛门热肿。

【用法】共研细末，调敷患处。

槐花散

【出处】《普济本事方》卷五。

【组成】槐花（炒）、侧柏叶

（杵，焙）、荆芥穗、枳壳（去瓤，细切，麸炒黄）各等分。

【功效】清肠止血，疏风下气。

【主治】肠风，脏毒，痔疮便血，血色鲜红或紫黯，证属湿热内蕴者。

【用法】经炮制后，研为细末，用清米饮调下二钱，空心食前服。

逐瘀汤

【出处】《世医得效方》卷七。

【组成】川芎、白芷、生干地黄、赤芍、五灵脂、枳壳（制）、阿胶（炒）、莪术（煨）、茯苓、茯神、生甘草各一分，大黄、桃仁（泡去皮，焙）各一分半。

【功效】活血祛瘀，通便止痛。

【主治】痔疮，瘀血作痛者。

【用法】为末，每服三钱，水一碗，生姜三片，蜜三匙，煎服，以利为度。

十、急性阑尾炎

红藤煎

【出处】《中医方剂临床手册》。

【组成】大血藤、金银花、紫花地丁、连翘、乳香、没药、牡丹皮、延胡索、甘草、大黄各等分。

【功效】清热解毒，活血化瘀。

【主治】急性阑尾炎，阑尾脓肿。

【用法】水煎服。

阑尾清化汤

【出处】《中西医结合治疗急腹症》。

【组成】金银花一两，蒲公英一两，牡丹皮五钱，大黄（后下）五钱，川楝子三钱，赤芍四钱，桃仁三钱，生甘草三钱。

【功效】清热解毒，行气活血，辅以利湿通便。

【主治】急性阑尾炎蕴热期，表现为低热、午后发热或热而不扬，腹痛重或腹胀痛等症。

【加减】湿热重者，可加黄连、黄芩等苦寒燥湿药物；湿重者，可加佩兰、白豆蔻、藿梗、木通等芳香化湿药物。

【用法】每日水煎二剂，早晚各一剂。

阑尾清解汤

【出处】《中西医结合治疗急腹症》。

【组成】金银花二两，蒲公英一两，大黄（后下）八钱，冬瓜仁一两，牡丹皮五钱，木香三钱，川楝子三钱，生甘草三钱。

【功效】清热解毒，消肿通结。

【主治】急性阑尾炎毒热期，表现为发热微恶寒或不恶寒，唇干舌燥，腹胀痛拒按，甚则腹皮硬，便秘尿赤等症。

【加减】火热大渴者，加生石膏一两，天花粉五钱。

【用法】每日水煎二剂，分四次服。

阑尾化瘀汤

【出处】《中西医结合治疗急腹症》。

【组成】川楝子、金银花各五钱，延胡索、牡丹皮、桃仁、木香、大黄（后下）各三钱。

【功效】化瘀通结，清热解毒。

【主治】急性阑尾炎瘀滞期。主要表现为热象不显著，脘腹胀闷，恶心反胃，气滞重则腹痛绕脐走窜，血瘀重则痛有定处、痛处拒按，或有肿块，大便秘结，小便赤黄等症。

【加减】血聚成块者，加大血藤一至二两。

【用法】每日水煎一剂，顿服或分两次服。

如意金黄散

【组成】大黄、黄柏、姜黄、白芷、天花粉、生南星、生苍术、生厚朴、陈皮、生甘草各等分。

【功效】清热解毒，活血消肿。

【主治】阳证、实证之痈疽疮疡初起未成脓或欲近成脓者。现常用于急性化脓性感染，如疖、痈、急性蜂窝织炎、急性淋巴结炎、急性化脓性骨髓炎、肝脓肿、急性阑尾炎、流行性腮腺炎、化脓性腮腺炎、浅静脉炎、结节性红斑、肛周脓肿等病，症见局部红肿结块，灼热疼痛等。

【用法】散剂，每袋15克。用时以茶汁、鲜草药（如马齿苋、绿豆芽、萝卜等）捣汁调成糊状外敷，亦可用凡士林调成软膏（名金黄膏）外用，1日1～2次。

【宜忌】敷贴后应保持药物湿润状态，干后可用原药汁蘸湿以再敷，中间留孔，让其透气使肿势集中。

十一、褥疮

双料喉风散

【组成】牛黄、珍珠、冰片各等分。

【功效】清热解毒，消肿止痛。

【主治】热毒蕴结所致白喉、急性咽喉炎、鼻窦炎、中耳炎、褥疮等，症见咽喉肿痛，口腔糜烂，牙龈肿痛，鼻流脓涕，耳内流脓，皮肤溃烂等。

【用法】散剂，每瓶1.25克。喷瓶，每瓶2.2克，吹敷。口腔咽喉病症：每瓶分6次吹敷患处，每日3次。鼻窦炎：每次取少许吸入鼻内，每日4～5次。中耳化脓：先用3%双氧水洗净耳道，再将药粉吹入，每次少许，每日1次。皮肤溃烂：先用浓茶洗净患处后再敷药，每日1次。

【宜忌】忌辛辣食物。

乌贼骨方

【组成】乌贼骨适量。

【功效】止血，敛疮。

【主治】出血，久痢，褥疮。

【用法】烘干，研细末，过100目筛，装入洁净瓶内高压消毒后备用。用时先将创面消毒，用消毒棉签取药末填满创面，覆盖消毒纱布，用胶布固定，每2～3日换药1次。

榆白皮方

【组成】榆白皮60克，小蓟、地丁、蒲公英、马齿苋各15克。

【功效】利尿消肿，凉血止血。

【主治】褥疮，皮肤感染。

【用法】共烘干，研细末，用酒或麻油调敷患处。

十二、跌打损伤

紫荆皮散

【出处】《证治准绳》。

【组成】紫荆皮、天南星、半夏、黄柏、炮草乌、当归、川芎、乌药、补骨脂、白芷、刘寄奴、川牛膝、桑白皮各等分。

【功效】活血消肿止痛。

【主治】跌打损伤，瘀肿疼痛。

【用法】共为细末。每用适量，以生姜、薄荷汁加水调敷患处，或饴糖调敷。

牛蒡子汤

【组成】牛蒡子、白僵蚕、白蒺藜、独活、秦艽、半夏、白芷、桑枝（剂量可随症酌定）。

【功效】散寒除湿，活血消肿，排脓生肌。

【主治】周身四肢、颈肩腰骶麻痹疼痛，牵强掣痛，或早期筋膜损伤、筋结、筋块或骨骱宿伤，关节不利，或兼身热，或见形寒，苔白而腻者，均可加减用之，每多取验。

【加减】临床应用，尤需随症化裁。寒湿盛者，合麻桂温经汤增减，或加制草乌以温经通阳；风湿盛者，加用羌活、防风、煨天麻以祛风燥湿；痰湿内阻，胸脘痞胀，苔厚腻者，可入平胃散、陈胆南星、瓜蒌、薤白；若渐有化热之象，去半夏、白芷，加忍冬藤、焦栀子以清泄；顽痰胶结，或痰瘀互结，酌选牡丹皮、赤芍、红花、片姜黄；欲和胃气，则取木香、豆蔻、建神曲；若肝虚，筋失濡养，加当归、生地黄、白芍、何首乌、牛膝、桑寄生等养血柔肝、荣筋和络；若气阴不充、脾虚痰湿，加党参、黄芪、白术等益气化湿，养筋舒络；若肾阳不足，火不化气，则取鹿角、淫羊藿、石楠叶以助阳温经，强筋通络；若气血因筋络瘀阻失其流畅者，又宜相机选用舒筋活络之品，若病已损及元阳，当宗调中保元汤出入施治。

【用法】水煎服，每日1剂，日服2次。

活血行气散

【组成】郁金、制香附、炒枳壳、制乳香、制没药、丹参、延胡索、瓜蒌皮、桔梗、制半夏各9克，金橘叶6克。

【功效】行气活血，祛瘀止痛，舒筋活络。

【主治】胸胁脘腹损伤，症见胸胁闷胀，脘腹痞满，呛咳作痛更甚，痛无定处，肿处按之凹陷复起，或伴有唇紫，呼吸短促，舌红或紫，苔白，脉弦紧。

【加减】伤甚者，可配合外治，其效更显。

【用法】水煎服，每日1剂，日服2次。

狗皮膏

【出处】《全国中药成药处方集》（福州方）。

【组成】枳壳、蛇床子、木香、青皮、甘草、细辛、川楝子、乌药、续断、大枫子、牛膝、菟丝子、赤石脂、羌活、白敛、僵蚕、黄柏、桃仁、赤芍、补骨脂、生附子、肉桂、威灵仙、川芎、天麻、川乌（生）、草乌（生）、小茴香、当归、杜仲（生）、远志、香附、橘皮、穿山甲（生，珍稀保护动物制品，禁用，可用重楼代替）、白术、青风藤各一两。

【功效】祛风散寒，舒筋活血止痛。

【主治】风寒麻木，腰腿疼痛，闪腰岔气，跌打损伤。

【用法】以上各药用香油二百四十两炸枯去渣，炼至滴水成珠，入黄丹一百两搅成膏，每二百四十两膏油另兑轻粉、樟脑、血竭、儿茶、没药、乳香、公丁香（均用细粉）各五钱，搅匀摊贴。用时微火化开，贴患处。

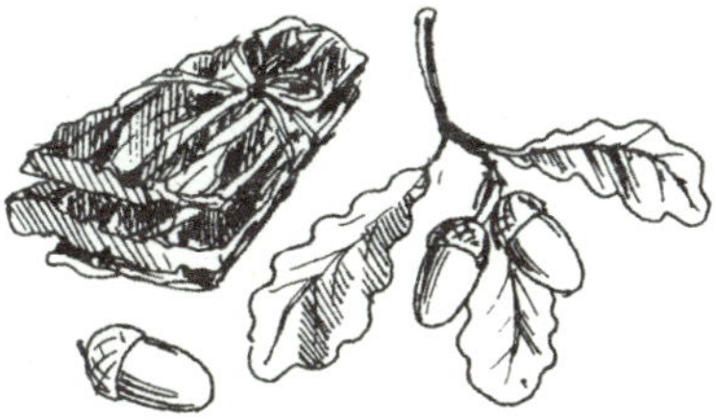

第三章

妇产科

一、非特异性阴道炎

阴道冲洗剂

【组成】苍术、百部、蛇床子、黄柏、苦参、连翘各15克，荆芥10克，枯矾5克，土槿皮15克。

【功效】清热利湿，解毒止带。

【主治】非特异性阴道炎，霉菌性阴道炎，宫颈炎，滴虫性阴道炎（包括外阴炎）。

【用法】上药浓煎成250毫升药液，对已婚妇女做阴道冲洗，每日1剂，每6次为1个疗程。患者采取截石位，用窥阴器暴露宫颈，先用浸泡药液的棉球或干棉球擦洗阴道，后进行冲洗，冲洗后用消毒棉球擦干阴部即可。严重者，除冲洗外，还嘱患者自行浸洗以增强疗效。有条件者可1日冲洗2次，效果更佳。

【宜忌】各种阴道炎、宫颈炎，表现均为带下量多及阴部瘙痒。从现代医学观点来看，大部分是感染滴虫、霉菌以及宫颈炎症所引起，所以治疗时，除辨证施治内服中药以外，必须采取局部用药治疗，可直达病所，收效显著。

苦参熏洗剂

【组成】（1）熏洗方：苦参40克，薏苡仁、白鲜皮、土茯苓各30克，黄柏、金银花、鹤虱、甘草梢各15克，苍术、萆薢、白芷各10克，蝉蜕4克。

加减变化：阴部干涩、灼热瘙痒者去萆薢、金银花，加当归、制何首乌、生地黄。

（2）冲洗方：蛇床子30克，五

倍子、枯矾各10克，雄黄3克。

【功效】清热利湿，解毒杀虫，祛风止痒。

【主治】各种阴道炎。

【用法】（1）熏洗方：每日1剂，水煎至500～1000毫升，先熏后洗，留汤备用，每日2～3次。

（2）冲洗方：每日1剂，水煎至150～200毫升，用注射器或冲洗器冲洗阴道，然后仰卧10～30分钟，每晚1次。

以上两法必须配合应用，1周为1个疗程，月经期暂停用药。

【宜忌】治疗本病须以“湿热下注”为前提。对肝肾阴虚、阴部干涩者宜加用养血滋阴、润燥生津之品，并配合知柏地黄汤内服，不宜用冲洗方冲洗阴道。若配偶亦罹病者，双方应同时治疗。治疗期间避免性生活，必须每天更换内裤，用开水泡洗后晒干，也可不辅用其他药物。因该病易复发，故症状、体征消失后还应继续用药，以巩固疗效。

二、霉菌性阴道炎

阴道治疗栓

【组成】蛇床子、百部、黄连、苦参、枯矾各15克。经适当提取后，以甘油明胶为基质制成阴道栓剂。

【功效】清热止痛，杀虫止痒。

【主治】霉菌性阴道炎，滴虫性阴道炎，细菌性阴道炎。

【用法】患者于每晚临睡前洗净双手，再取栓剂1枚，除去包装，放入阴道。使用10日为1个疗程，1个疗程后阴道分泌物化验检查1次，7日后再复查1次。滴虫性阴道炎患者，应在用药后连续2次月经后第2～3日，分别再用药5日。治疗期间勤换内裤，禁止性生活。

治霉杀虫方

【组成及用法】(1)阴塞剂：乌梅粉、槟榔各30克，大蒜头、石榴皮各15克，川椒10克。上药研末装入0号胶囊内，每日阴塞1粒，7日为1个疗程。

(2)阴痒洗剂：蛇床子、苦参、百部、地肤子各15克，明矾10克。上药加水2000毫升，煮沸10～15分钟后，去渣取汁热熏，待药汁温和时坐浴，引药入阴道内，每日1剂，洗1～2次。

(3)局部用药：锡类散。适用于外阴溃疡流水者。

【功效】解毒杀虫止痛。

【主治】霉菌性阴道炎。

【宜忌】若外阴感染溃疡化脓，

加用清热解毒剂口服，再外涂锡类散，通过临床运用效果比较满意。除上述用药治疗外，患者自己注意保持外阴卫生亦非常重要，要勤换内裤，保持清洁，以免反复交替感染。

参百蛇洗剂

【组成】苦参、蛇床子各30克，生百部、木槿皮、黄柏、花椒、地肤子各15克，龙胆20克。

【功效】清热燥湿，祛风杀虫，止痒。

【主治】霉菌性阴道炎，滴虫性阴道炎。

【用法】上药加水2000毫升，煎30～45分钟，后用消毒纱布将上药过滤去渣，熏洗坐浴，每日1～2次，每次20～30分钟，10日为1个疗程。另将带线消毒纱球重约1.5克，浸透药液，嘱患者每晚坐浴后自塞1个纱球于阴道后穹窿部，线头留在外面，以便次日取出，10日为1个疗程。一般用药1～2个疗程，即可治愈。

【宜忌】用药期间禁止性生活，忌食辛辣厚味及有刺激性的食物。

阴道熏洗方

【组成】蛇床子、五倍子、黄柏、花椒、苦参、白鲜皮、木槿皮、百部、地肤子、胡麻各15克，雄黄20克，土茯苓12克，白矾、冰片各10克（均溶化后兑入药汁）。

【功效】清热燥湿，杀虫。

【主治】霉菌性阴道炎，滴虫性阴道炎。

【加减】外阴溃破者去花椒、雄黄，加紫花地丁15克，白带多者加滑石15克。

【用法】将上药包煎后，先以热气熏，待温度适宜时坐浴15～20分钟，并用冲洗器取药液冲洗阴道后用棉签蘸药液抹洗阴道两圈，早晚各洗1次，2日1剂，每次熏洗前煮沸，6日为1个疗程。

三黄粉

【组成】黄连、黄芩、黄柏、紫草根各60克，枯矾、去水硼砂各

120克，冰片2克。

【功效】清热燥湿杀虫，收敛生肌。

【主治】霉菌性阴道炎，滴虫性阴道炎。

【用法】先将黄连、黄芩、黄柏、紫草根烘干研粉，过120目筛。然后将枯矾研末过筛，将硼砂置于铁锅内烤干去水后过筛，将冰片研末过筛。最后将各种粉末混匀过筛，装瓶密封备用。

使用时患者先排空小便，用窥阴器扩开阴道，以0.1%高锰酸钾液冲洗阴道、外阴。擦干阴道、外阴，用药匙取三黄粉2克，撒布阴道内，再用棉签蘸取药粉撒布在阴道、小阴唇皱褶及大小阴唇沟。每日治疗1次，5~7日为1个疗程。

愈带丸

【组成】当归、白芍、芍药花、熟地黄、艾叶（炒炭）、棕榈炭、蒲黄（炒）、百草霜、鸡冠花、香附（醋炙）、木香、知母、黄柏、牛膝、干姜（微炒）、肉桂（炒焦）、甘草（蜜炙）。

【功效】益气调经，散寒止带。

【主治】气虚血亏、子宫湿寒引起的经血量少，月经后错，白带量多，凝滞腹痛，腰腿酸软，潮热，头晕耳鸣；可用于霉菌性阴道炎的治疗。

【用法】每100粒重6克，口服，1次6克，1日2次。

三、急性子宫颈炎

雄黄洗剂

【组成】雄黄30克，苦参、薏苡仁各25克，蛇床子、薄荷各20克，黄柏、生苍术、当归各15克。

【功效】清热燥湿，杀虫解毒。

【主治】孕妇阴痒症（包括急性宫颈炎、滴虫性阴道炎、霉菌性阴道炎、慢性宫颈炎等）。

【加减】外阴部水肿严重者加土茯苓20克；宫颈糜烂者加蒲公英25克，减雄黄量为25克。

【用法】上药用纱布包煎，加水至2500毫升煮沸后趁热熏，待温度适宜时坐浴。每日1剂，早晚各熏洗1次，7剂为1个疗程，宜连续用药1～2个疗程。

萆薢渗湿汤

【组成】萆薢、黄柏、泽泻、车前子各15克，土茯苓、薏苡仁、茵陈、败酱草、蒲公英各20克。

【功效】清热解毒，除湿止带。

【主治】黄带症，常用于子宫颈炎、阴道炎等病。

【加减】热象偏重者加牡丹皮9克，黄芩10克；湿浊偏重者加苍术、白术各12克，通草10克；小便频急灼热者加瞿麦、萹蓄各12克；伴头晕乏力者加黄芪、党参、山药各15克；伴阴痒者可配合蛇床子、苦参等煎汤外洗。

【用法】水煎服，每日1剂。

四、急性盆腔炎

加减地蚤汤

【组成】蚤休（重楼）、地丁、虎杖各15克，川芎5克，当归、川楝子、玄胡各10克。

【功效】疏肝泻热，行气止痛，活血祛瘀。

【主治】各种原因引起的急性盆腔炎。

【加减】热毒偏重者加金银花、连翘、蒲公英；偏血热者加牡丹皮；偏湿热者加黄柏；湿重者加车前子、萆薢；瘀滞明显者加山楂、桃仁、败酱草；可触及包块者选加鸡内金、昆布、枳实、三棱、莪术；疼痛明显者，胀痛甚加枳壳、香附，刺痛加乳香、没药、失笑散，痛在少腹加橘核，痛在腰部加续断、桑寄生。

【用法】水煎服，每日1剂，分2～3次口服。

盆腔清解汤

【组成】大血藤30克，败酱草、蒲公英各20克，丹参、赤芍、薏苡仁、土茯苓各15克，牡丹皮、黄柏、川楝子、甘草各10克。

【功效】清热解毒，活血散瘀，理气渗湿。

【主治】急性盆腔炎。

【加减】口苦胁痛，带下黄赤相间，兼肝火内郁者，加龙胆6克；湿浊偏重者，去牡丹皮、赤芍，加苍术、白术各12克；血瘀癥结者，去黄柏、薏苡仁、土茯苓，加桃仁、红花、莪术各10克；大便秘结者，加生大黄10克；下腹胀痛较甚者，加广木香、制乳香、制没药各10克；发热较甚者，加金银花20克，连翘15克；热毒极盛，正气衰败，阴阳欲绝（中毒性休克）者，则以救脱为急务，先以中西医结合治疗进行抢救，中药可予参附龙牡汤扶正救脱，待症情缓解后，继予上方随症增减治之。

【用法】上药水煎2次服，每日1剂，严重者6小时服1煎；并将药渣以文火炒热，加食醋50克拌匀，布包温熨下腹胀痛处。一般服3～5剂见效。临床症状消失后，进行善后治疗。如脾气虚者，以参苓白术散加减；肝郁者，予逍遥丸；气血两虚者，予归脾汤或八珍汤；阴虚内热者，仿知柏地黄丸化裁。

【宜忌】忌食辛温之品，禁房事，讲究清洁卫生，安静休养。

灌肠系列方

【组成】①丹参20克，赤芍、桃仁、乳香各10克，肉桂6克，败酱草30克，金银花、蒲公英各15克，黄柏8克；②丹参20克，赤芍、桃仁、乳香、三棱、莪术、党参各10克，肉桂6克，败酱草30克；③丹参20克，赤芍、桃仁、乳香各10克，肉桂6克，败酱草30克，三棱、莪术各12克，党参、当归各15克。

【功效】清热解毒，活血化瘀，通经止痛。

【主治】急性盆腔炎或慢性盆腔炎急性发作用①方，慢性盆腔炎用②方，盆腔炎性包块用③方。

【用法】每晚睡前大小便后，取左侧卧位（臀部略垫高），用5号橡皮导管（上连灌肠筒或自制简便密闭的灌肠瓶）插入肛门16厘米以上（相当于乙状结肠部位），用5～10分钟灌入中医煎剂150毫升。慢性者30次为1个疗程。

红藤灌肠方

【组成】大血藤、紫花地丁、败酱草、蒲公英、土茯苓各30克，枳实、枳壳、三棱、莪术、土鳖虫各15克。

【功效】清热利湿，化瘀散结。

【主治】急、慢性盆腔炎。

【用法】上药用冷水500～600毫升浸泡30分钟，然后煎至150～200毫升，将药液温度冷却至30℃左右。灌肠前先让患者排空大小便，避开经期，用14号导尿管插入肛门约15厘米，用注射器抽吸药液从导尿管缓慢灌入，保留4小时以上。每日1次，以晚上临睡前为宜。10次为1个疗程。如1个疗程效果不明显，可连续进行2～3个疗程。

归芍盆炎灵

【组成】当归20克，赤芍12克，丹参、延胡索各15克，三棱、香附、乌药各10克，大血藤、败酱草各30克，甘草6克。

【功效】理气调经，活血化瘀，清热解毒。

【主治】急、慢性盆腔炎。

【用法】每日1剂，煎至200～250毫升，分2～3次服。如制成丸剂则每日3次，每次10～15克，温开水送下，月经干净后开始服药（子宫内膜炎患者经期可以服药），12日为1个疗程，一般只需1～2个疗程。

清化消炎汤

【组成】血竭6克，苎麻根20克，茜根、海螵蛸、蒲公英、败酱草各15克，桃仁、山楂、泽泻各10克。

【功效】活血化瘀，清热解毒，利湿，消炎止血。

【主治】急性盆腔炎，子宫内膜炎。

【加减】腹痛加金银花15克，延胡索10克；赤白带下腥臭加马鞭草20克，生薏苡仁10克；腰酸加续断15克，桑寄生10克；血虚加当归、阿胶各10克。

【用法】水煎服，每日1剂，日服2次。

五、子宫肌瘤

消瘤系列方

【组成】（1）非经期方：当归、川芎、地黄、白芍、桃仁、红花、三棱、莪术、土鳖虫各9克，昆布、海藻、丹参、刘寄奴、鳖甲各15克。

（2）经期方：当归、地黄、白芍、茜草、刘寄奴、蒲黄炭、川芎各9克，丹参、紫草根各15克，阿胶、益母草各12克。

【功效】活血化瘀，消癥散结。

【主治】子宫肌瘤。

【加减】伴有气血虚弱者，在以上二方基础上加黄芪、党参等；湿热明显者，加黄连、黄芩等；血热较甚者，加栀子、牡丹皮等；伴有肝郁或经前乳胀、小腹作胀者，加柴胡、郁金等。

【用法】上方均水煎服，1日1剂。非经期方平时服，经期方经期服。

【备注】子宫肌瘤是妇科常见良性肿瘤，发病率较高，现代医学多采用手术治疗以根治。

参芪龙牡汤

【组成】党参、白术、五味子、瓦楞子、龟甲、黄芩各10克，黄芪、鸡内金各12克，生龙骨、煅牡蛎、制何首乌各20克，玄参15克。

【功效】益气养阴，软坚散结。

【主治】子宫肌瘤。

【加减】月经提前者，加二至丸；血多者，加芡实、海螵蛸；痛经者，加芍药甘草汤或失笑散。

【用法】每日1剂，3个月为1个疗程，治疗期间停用其他中西药。

加味攻坚汤

【组成】王不留行100克，夏枯草、生牡蛎、紫苏子各30克。

【功效】通经祛瘀，软坚散结，降气化痰。

【主治】子宫肌瘤。

【加减】偏重于脾肾气虚，腰膝酸困、白带增多显著者，加生山药30克，海螵蛸、白术各18克，赤芍、鹿角霜各10克，茜草9克；偏重于气血两虚，月经淋漓不断、劳累加剧者，加黄芪30克，海螵蛸、白术各18克，熟地黄15克，当归、白芍各10克，茜草9克；偏重于血瘀胞宫，下腹刺痛拒按者，加桃仁10克，赤芍12克，牡丹皮、茯苓、桂枝各9克，水蛭6克；寒凝瘀阻冲任，少腹冷痛、得温则舒者，加肉桂、炮姜各6克，小茴香、五灵脂、蒲黄各10克，当归、赤芍各12克；气滞胞脉，痛无定处者加柴胡7克，当归、白术、赤芍、荔枝核各10克，莪术6克。

【用法】上药水煎服，每日或隔日1剂，30剂为1个疗程。

祛瘀消癥汤

【组成】当归、桃仁、三棱、香附各10克，王不留行、莪术各12克，夏枯草、生贯众、天葵子、续断各15克，生牡蛎、海藻各20克，昆布30克。

【功效】祛瘀消瘕。

【主治】子宫肌瘤。

【加减】伴乏力、心悸、气短之气血不足者，加党参20克，黄芪30克；伴腰腿酸软、头晕耳鸣，加女贞子、杜仲各12克，墨旱莲20克；平素带下量多，色黄有味者，加薏苡仁30克，并配合燥湿清热之品坐浴。

【用法】水煎服，每日1剂。若以月水淋漓不断就诊者，用生化汤加龙骨、牡蛎、海螵蛸各20克，伏龙肝30克，三七粉（冲）3克，暂治其标。

六、卵巢癌

地鳖蟾蜍汤

【组成】土鳖虫、蟾蜍、土茯苓、猪苓、党参各15克，白花蛇舌草、薏苡仁、半枝莲各18克，三棱、白术各10克，莪术12克，甘草3克。

【功效】活血化瘀，软坚化痰，清热解毒，益气固本。

【主治】卵巢癌。对不宜手术及放、化疗者，或用各种攻伐疗法之后，为抑制残癌者，较为适宜。

【用法】水煎3次，分3次服。如无明显反应，可连服2~3个月以上。

【宜忌】若配合手术或放、化疗，可望提高疗效。

蛇莲橘核汤

【组成】白花蛇舌草、半枝莲各60克，橘核、昆布、桃仁、地龙各15克，土鳖虫、川楝子、小茴香各9克，莪术、党参各12克，红花3克，薏苡仁30克。

【功效】清热解毒，活血化瘀，抗癌。

【主治】卵巢癌及卵巢囊肿恶变。

【用法】水煎，每日1剂，分2次口服。

七、月经过多

益气清营固冲汤

【组成】炙黄芪、重楼各30克，太子参、生地黄、贯众炭、乌贼骨各15克，炒黄芩12克。

【功效】益气摄血，清营凉血，解毒，固冲止血。

【主治】适用于妇科多种血证，如月经过多、经间期出血、崩漏、胎漏、产后及人流后恶露不绝等属气阴两虚，营热扰冲或夹瘀血、湿热者。

【加减】气滞血瘀，可加炒柴胡、炒白芍、炒当归、制香附、煅花蕊石；肝肾阴虚，加熟女贞子、墨旱莲、炒续断、煅牡蛎；阴血虚，加熟地黄、阿胶、女贞子、墨旱莲、桑寄生等。

【用法】水煎服，每日1剂。服药时间随病情而定，一般服5～10剂即可获效。

复方宫血安冲剂

【组成】党参、续断各15克，炙黄芪12克，白芍、女贞子各10克，山楂、乌梅、墨旱莲各8克，甘草5克。

【功效】本方能大补气阴以固本，迅速止血以治标。

【主治】月经过多。

【用法】上药制成冲剂，12克为1包。口服，1日3次，每次1包，经前5日开始服药，每月经周期服药5日为1个疗程。

参茜固经冲剂

【组成】党参、茜草、生蒲黄、

生槐花、大蓟、小蓟、生地黄、白芍、女贞子、升麻各等分。

【功效】祛瘀生新，益气养阴。

【主治】月经过多。

【用法】以上制成冲剂，每包30克（3包相当于1剂中药量）。经前5～7日开始服药，每日3次，每次1包，直到经净。连服3个月为1个疗程。

活血固冲汤

【组成】当归24克，赤芍、生地炭各15克，桃仁、红花、川芎各9克，益母草30克，泽兰12克，枳壳10克。

【功效】活血化瘀，益气固冲。

【主治】月经过多。

【加减】气血亏虚者，加黄芪、党参、阿胶（烊化）各15克；气滞血瘀者，加青皮、香附各10克；肾虚者，加续断、杜仲各15克。

【用法】经前或来潮前1日开始服药，日1剂，分2次水煎服，服1～3剂后停药。不配合其他药物。

【宜忌】应用此方应以瘀阻冲任为辨证关键，且宜中病即止，不可久服。一般应于经前1日或经来初期投药1～3剂，使瘀祛新生，血循常道，冲任得固，则月事如常。

宫血灵

【组成】重楼（胶质重楼）。

【功效】清热除湿，化瘀止痛，缩宫止血。

【主治】子宫出血症（包括月经过多、功能性子宫出血、子宫肌瘤、产后出血、放环取环出血、避孕药出血、盆腔炎及子宫内膜炎出血等）。

【用法】将重楼磨成粗粉，经提取制成干燥粉末，装入胶囊，每粒胶囊含量相当生药2克。在流血期间一般每日口服3次，每次2粒（相当于生药4克）。出血严重时可每日口服4次，每次3～4粒。出血停止或显著减少时即停服。

【宜忌】本方对减少产褥期出血亦有一定的疗效（功效与益母草相似，而缩宫作用较益母草为强）。

八、倒经

活血化瘀汤

【组成】桃仁、红花、当归、赤芍各12克，川芎、生大黄、益母草、牛膝、甘草各10克，生地黄20克。

【功效】疏肝清热，滋阴降火。

【主治】倒经（经行吐衄）。

【加减】小腹刺痛，固定不移，加三棱、莪术；胸胁刺痛，加柴胡、郁金；少寐多梦，加牡丹皮、丹参、琥珀；咽干口渴，加北沙参、天花粉；肢体发麻或疼痛，加乳香、没药、鸡血藤。

【用法】每日1剂，每疗程15剂，配合中成药当归丸或桂枝茯苓丸调治。

归芩红花汤

【组成】当归、黄芩各10克，红花6克，白茅根、赤芍、香附、益母草、川牛膝各12克，代赭石、珍珠母各20克，玄参、生地黄各15克。

【功效】活血调经，引血下行，滋阴清热凉血。

【主治】倒经。

【用法】水煎服，月经来潮前1周开始服药，每日1剂，15日为1个疗程。

九、不孕症

鸡血藤方

【组成】鸡血藤30克，杜仲18克，桃仁、车前子各15克，续断12克，当归、木香、艾叶、焦三仙、佛手各10克，三棱、莪术、泽泻各6克。

【功效】活血化瘀，补益肾气。

【主治】痛经，不孕症。

【用法】月经前3日开始服药，每日1剂，水煎2次温服。

艾附暖宫汤

【组成】香附、艾叶、当归各12克，黄芪20克，吴茱萸3克，川芎、白芍、地黄、肉桂、续断各10克。

【功效】疏肝理气，活血通络。

【主治】肝郁型不孕症。

【用法】水煎服，1日1剂，分2次服。

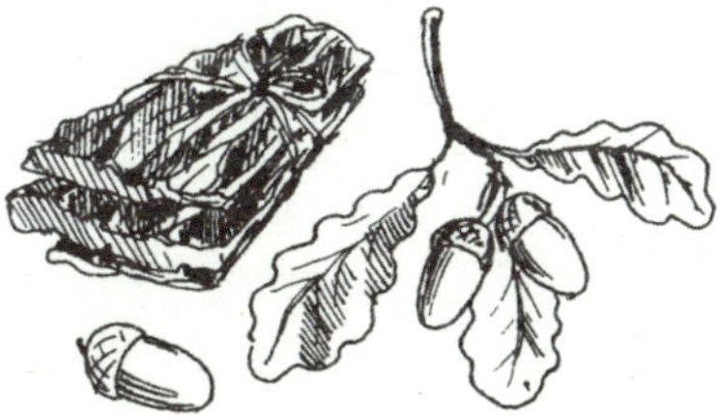

第四章

儿科

一、厌食

枳实散

【出处】《症因脉治》卷三。

【组成】枳实、莱菔子、麦芽、山楂肉各适量。

【功效】消食导滞，行气除胀。

【主治】食积腹胀，症见脘腹胀急，按之加剧，嗳腐吞酸，纳呆厌食，大便臭秽，苔腻，脉滑等。

【用法】水煎服。

消食丸

【出处】《婴童百问》卷一。

【组成】砂仁、陈皮、三棱、莪术、神曲、麦蘖（炒）各半两，丁香一分，香附（米泔浸）、枳壳（炒）、槟榔、乌梅各十两。

【功效】消食导滞，行气破积。

【主治】小儿乳食积滞，脾胃不和，呕吐酸馊食物或乳食，脘胀腹痛，烦躁哭闹不宁，纳呆厌食，形瘦面黄。

【用法】为末，面糊丸，如绿豆大，空心，紫苏汤下二十至三十丸。

木香调气饮

【出处】《杂病源流犀烛·脏腑门》卷五。

【组成】白豆蔻、丁香、檀香、木香各二两，藿香、砂仁各四两，甘草（炙）一两。

【功效】理气和胃。

【主治】中焦气滞，脘腹胀满，呕逆厌食等。

【用法】水煎服。

清胆行气汤

【出处】《中西医结合治疗急腹症》。

【组成】柴胡、黄芩、半夏、枳壳、香附、郁金、延胡索各三钱，木香三至四钱，白芍五钱，生大黄（后下）三钱。

【功效】疏肝理气，缓急止痛。

【主治】气滞型胆绞痛或单纯性胆囊炎，症见胁肋胀痛或绞痛，口苦咽干，呕恶厌食，腹胀便秘等。

【用法】水煎服。

苍术鸡内金方

【组成】苍术、炒鸡内金、莪术各6克，山楂、神曲、党参各10克，麦芽15克，茯苓12克，陈皮8克。

【功效】运脾开胃。

【主治】小儿厌食症。长期食欲不振，而无其他疾病；面色少华，形体偏瘦，精神尚好，无腹膨；有喂养不当史。

【用法】诸药水煎取汁150毫升，分3次服，每日1剂。6剂为1个疗程。

黄芪白术方

【组成】黄芪、白术、茯苓、黄精各3克，陈皮、青黛各2克，炙鸡内金、炙甘草各1克。

【功效】健脾益气，和胃消食。

【主治】脾虚厌食，症见病程较长，多伴有面黄发枯，肌肉不实或消瘦，大便不调，舌偏淡，苔薄白，指纹淡或脉沉弱，身高体重低于正常儿童，或伴有多汗、易感冒等。

【用法】每日1剂，水煎，分2～3次服。

皂荚方

【组成】皂荚100克。

【功效】祛风散热，润肠通便，化痰散结。

【主治】小儿厌食症。

【用法】取干燥皮厚、质硬光滑、深褐色、无虫蛀之皂荚，刷尽泥灰，切断，放入铁锅内，先武火，后文火煅存性，剥开荚口，以内无生心为度，研细为末，瓶装备用。用时，每次1克，以红糖适量拌匀吞服，每日2次。

二、伤食

加味六君子汤

【出处】《验方新编》卷九。

【组成】茯苓、党参、炙甘草、陈皮、白术、制半夏各一钱，枳实（面炒）、山楂各五分，姜黄三片，生姜三片。

【功效】健脾理气，和胃消食。

【主治】产后伤食，呕吐腹胀。

【用法】水煎，离正常进食时间较远时服药。

保和汤

【出处】《医学心悟》卷三。

【组成】麦芽、山楂、莱菔子、厚朴、香附各一钱，甘草、连翘各五分，陈皮一钱五分。

【功效】消食和胃，理气止痛。

【主治】伤食心痛。

【用法】水煎服。

正气丸

【出处】《活幼口议》卷十九。

【组成】藿香叶、厚朴（生姜制）、陈皮、半夏曲（炙）、白术、白茯苓各一钱，甘草（炙）二钱，干姜一钱，三棱（炮）二钱。

【功效】健脾开胃，和中止呕。

【主治】小儿伤食，干呕，哕声频作。

【用法】为末，炼蜜为丸，如梧桐子大，每服一丸，生姜、大枣汤化开与服。

三、百日咳

鹭鸶咳丸

【组成】麻黄、甘草、白芥子、杏仁、石膏、蛤壳、紫苏子、瓜蒌皮、天花粉、青黛、射干、牛蒡子、细辛、麝香、龙涎香、栀子。

【功效】养阴清肺，止咳化痰。

【主治】肺热阴伤所致百日咳、支气管炎、肺结核，症见呛咳阵作，咳声嘶哑，喉中痰鸣，咳痰量少或痰中带血，口干咽痛，舌苔欠润等。

【用法】蜜丸，每丸重1.2克，1次1～2丸，1日2次，梨汤或温开水送服。

蛇胆陈皮末（丸）

【组成】蛇胆汁、陈皮、僵蚕、地龙、朱砂、琥珀。

【功效】清热化痰，镇惊定喘。

【主治】痰热阻肺之肺炎、气管炎、支气管炎、百日咳、小儿惊风等见咳嗽，痰黄稠黏及高热，抽搐等症者。

【用法】①散剂，每瓶重0.6克，口服，1次0.6克，1日2～3次，2岁以下减半；②丸剂，1次服0.6克，1日2～3次，温开水送服。

四、高热惊厥

小儿回春丹

【组成】牛黄、天麻、防风、雄黄、朱砂、全蝎、炒僵蚕、羌活、制白附子、麝香、冰片、蛇含石、胆南星、天竺黄、川贝母。

【功效】化痰息风，解痉定惊。

【主治】痰涎壅盛所致急惊风。常用于治疗小儿高热惊厥，症见高热无汗，喉间痰声漉漉，昏迷，四肢抽搐。

【用法】丸剂，每粒潮重0.3克。1次2～3粒，1日1～2次，温开水化服或鼻饲。

小儿至宝丸（锭）

【组成】茯苓、六神曲、紫苏叶、广藿香、薄荷、羌活、陈皮、白附子（制）、胆南星、川贝母、槟榔、炒山楂、炒麦芽、天麻、钩藤、僵蚕、蝉蜕、全蝎、雄黄、滑石、白芥子、牛黄、麝香、冰片、朱砂、琥珀。

【功效】清热解毒，消食化滞，化痰息风。

【主治】小儿感冒风寒，发热恶寒，鼻塞流涕，咳嗽痰多，或停食停乳，呕吐腹泻，或发热惊惕抽搐等症。现常用于高热惊厥、支气管炎、肺炎、感冒夹食滞者。

【用法】蜜丸，每丸重1.5克，内服，1次1丸，1日2～3次。周岁以内小儿酌减。

【宜忌】脾胃虚寒者忌用。

五、小儿多动症

左归丸

【组成】熟地黄、怀山药、山茱萸、鹿角胶、龟甲胶、枸杞子、菟丝子、怀牛膝。

【功效】滋阴补肾，益精养血。

【主治】肾阴不足所致贫血、腰肌劳损、性功能减退、高血压、耳源性眩晕、儿童多动综合征、视网膜色素变性等，症见头晕目眩，耳鸣，腰膝酸软，遗精盗汗，骨蒸潮热，失眠多梦，舌红，少苔，脉细数。

【用法】水丸，每30粒约重3克，1瓶60克。成人1次5～9克，7岁以上儿童服成人1/2量，1日2～3次，温开水送服。

【宜忌】脾虚便溏、胃弱痰多者慎用。

小儿智力口服液（糖浆）

【组成】龙骨、龟甲、远志、九节菖蒲、雄鸡等。

【功效】补益心肾，开窍益智。

【主治】心肾两亏之面黄肌瘦、健忘、偏食、小儿多动症等。

【用法】①口服液，每支10毫升，每盒10支，1次10毫升，1日3次；②糖浆剂，每瓶100毫升，1次10～15毫升，1日3次。

【宜忌】久置后如有少量沉淀，可摇匀后服用，不影响药效。服药时忌食生冷。

六、婴儿湿疹

除湿丸

【出处】《赵炳南临床经验集》。

【组成】威灵仙、猪苓、栀子、黄芩、黄连、连翘、泽泻、牡丹皮、当归尾各一两，紫草、茜草根、赤茯苓皮各一两五钱，白鲜皮、干生地黄各二两。

【功效】清热凉血，除湿利水，祛风止痒。

【主治】急性湿疹（风湿病），牛皮癣（白疕风），婴儿湿疹，单纯糠疹（面游风），多形红斑（血风疮）等。

【用法】共研细末，水泛为丸如绿豆大，每次一至三钱，日服二次，温开水送下。

小儿化湿汤

【出处】《朱仁康临床经验集》。

【组成】苍术、陈皮、茯苓、六一散（包）各一钱二分，炒麦芽一钱八分。

【功效】健脾化湿。

【主治】婴幼儿湿疹，兼有消化不良，纳食不多，乳积等症。

【用法】水煎服。

七、腮腺炎

增损普济消毒饮

【出处】《温病刍言》。

【组成】黄芩、玄参、僵蚕、牛蒡子各二钱，连翘二钱四分，黄连、荆芥、马勃、薄荷各一钱，金银花、板蓝根各三钱，芦根六钱，桔梗六分。

【功效】清热解毒，疏风消肿。

【主治】流行性腮腺炎。

【加减】大便干燥，加酒大黄。

【用法】水煎服。

如意金黄散

【组成】大黄、黄柏、姜黄、白芷、天花粉、生南星、生苍术、生厚朴、陈皮、生甘草。

【功效】清热解毒，活血消肿。

【主治】阳证、实证之痈疽疮疡初起未成脓或欲近成脓者。现常用于急性化脓性感染，如疖、痈、急性蜂窝织炎、急性淋巴结炎、急性化脓性骨髓炎、肝脓肿、急性阑尾炎、流行性腮腺炎、化脓性腮腺炎、浅静脉炎、结节性红斑、肛周脓肿等病，症见局部红肿结块，灼热疼痛等。

【用法】散剂，每袋15克。用时以茶汁、鲜草药（如马齿苋、绿豆芽、萝卜等）捣汁调成糊状外敷，亦可以凡士林调成软膏（名金黄膏）外用，1日1～2次。

【宜忌】敷贴后应保持药物湿润状态，干后可用原药汁蘸湿以再敷，中间留孔，让其透气使肿势集中。

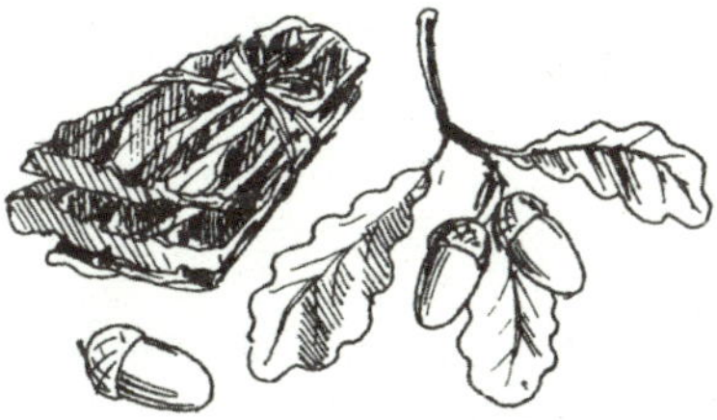

第五章

五官科

一、沙眼

拨云眼膏

【组成】冰片、炉甘石、龙胆等。

【功效】清热祛风，退赤消肿。

【主治】风热上扰所致急性结膜炎、睑缘炎、病毒性角膜炎、化脓性角膜炎、沙眼、翼状胬肉等，症见白睛红赤，睑弦赤烂，黑睛翳障，畏光流泪。

【用法】膏剂，外用，1日2~3次，点眼，点时挤一小条药膏，于下睑穹窿部，拉起上睑覆盖药物。

风火眼药

【组成】炉甘石、黄连、硼砂、琥珀、珍珠、人工牛黄、冰片、熊胆、麝香。

【功效】清火散风，退翳明目。

【主治】邪热上冲所致暴发火眼、新老沙眼、胬肉遮睛等，症见白睛红赤，畏光流泪，灼热痒痛。

【用法】散剂，每瓶重0.6克。外用，用玻璃棒蘸凉开水，再蘸药粉点入眼角内，1日2~3次。

【宜忌】忌食辛辣刺激性食物。

紫金锭眼膏

【组成】炉甘石、冰片、石膏、大青盐、硼砂、凡士林、液体石蜡。

【功效】清热散风，除湿止痒。

【主治】风火烂眼，暴发赤肿，眼涩眼痒，视物不清。现常用于睑腺炎、睑缘炎、沙眼、结膜炎等，症见眼睑红肿疼痛，刺痒，甚则溃脓。

【用法】软膏剂，每支重2克。外用，挤少许眼膏涂入眼内或患处，1日2~3次。

特灵眼药

【组成】牛黄、麝香、珍珠、冰片、硼砂、琥珀、珊瑚、海螵蛸、樟丹、大青叶、石蟹、炉甘石。

【功效】清热解毒，去腐消肿，明目退翳。

【主治】重症沙眼，化脓性角膜炎。

【用法】粉末剂，瓶装0.48克或0.75克。外用，用消毒玻璃棒蘸少许药粉，点于下眼睑内，1日2次。

【附注】有的配方以大青盐易大青叶，另增熊胆。

二、结膜炎

明目熊胆膏

【组成】黄连、苦参、菊花、红花、薄荷叶、冰片、当归尾、熊胆、蜂蜜。

【功效】清热散风，明目退翳。

【主治】风热上攻所致云蒙障翳，迎风流泪，眼睑痛痒，眼边溃烂。现常用于结膜炎、睑腺炎、睑缘炎等。

【用法】膏剂，每瓶重0.9克。外用，用玻璃棒蘸冷开水和药少许，点入眼角内，1日1～2次。

【宜忌】忌食辛辣刺激性食物。

拨云眼膏

【组成】冰片、炉甘石、龙胆等。

【功效】清热祛风，退赤消肿。

【主治】风热上扰所致急性结膜炎、睑缘炎、病毒性角膜炎、化脓性角膜炎、沙眼、翼状胬肉，症见白睛红赤，睑弦赤烂，黑睛翳障，畏光流泪等。

【用法】膏剂，外用，1日2～3次，点眼，点时挤一小条药膏，于下睑穹窿部，拉起上睑覆盖药物。

八宝退云散

【组成】炉甘石、当归、艾叶、槐皮、血竭、没药、乳香、麝香、轻粉、硼砂、珍珠、玛瑙、水晶、熊胆、胆矾、铜绿、牛黄、雄黄、冰片。

【功效】消云去翳，止痛除肿。

【主治】新久火眼，畏光怕风，胬肉遮睛，赤涩肿痛，眼边红烂。现常用于结膜炎、翼状胬肉、睑缘炎。

【用法】散剂，外用，用玻璃棒蘸凉开水，再蘸药粉少许，涂于眼角内，1日3次。

紫金锭眼膏

【组成】炉甘石、冰片、石膏、大青盐、硼砂、凡士林、液体石蜡。

【功效】清热散风，除湿止痒。

【主治】风火烂眼，暴发赤肿，眼涩眼痒，视物不清。现常用于睑腺炎、睑缘炎、沙眼、结膜炎等，症见眼睑红肿疼痛，刺痒，甚则溃脓。

【用法】软膏剂，每支重2克。外用，挤少许眼膏涂入眼内或患处，1日2~3次。

明目上清丸

【组成】黄连、黄芩、栀子、生石膏、大黄、车前子、天花粉、玄参、麦冬、蒺藜、菊花、荆芥、蝉蜕、薄荷、当归、赤芍、陈皮、枳壳、桔梗、甘草。

【功效】清热散风，明目止痛。

【主治】上焦热盛，风火上炎所致暴发火眼，头晕目眩，目赤肿痛，畏光，眼边红烂，翳膜外障，视物昏暗，大便燥结，小便赤黄。现常用于睑腺炎、急性结膜炎、化脓性角膜炎，也可用于翼状胬肉体部肥厚红赤者。

【用法】水丸，50粒重3克，每袋装9克。成人1次1袋，1日2次，温开水送服。

【宜忌】忌辛辣厚味，孕妇禁服。

三、目翳

磨翳散

【出处】《医学衷中参西录》。

【组成】生炉甘石三钱，硼砂二钱，黄连一钱，人指甲（锅焙脆，无翳者不用）五分。

【功效】清热消肿，明目退翳。

【主治】目睛胀疼，或微生云翳，或赤脉络目，或目眦溃烂，或偶因有火视物不真。

【用法】上药先将黄连捣碎，泡碗内，冷时二三日，热时一日，将泡黄连水过罗，约得清水半茶盅，再将余三味捣细，和黄连水入药钵中研之，如研前药之法，以极细为度。研好连水带药，用大盘盛之。白日置阴处晾之，夜则露之，若冬日微晒亦可，若有风尘时，盖以薄纸。俟干，贮瓶中，勿透气。用时凉水调和，点眼上，一日三至四次。若有目翳，人乳调和点之。若目翳大而厚者，不可用黄连水研药，宜用蝉蜕（带全足，去翅、土）一钱，煎水研之。

大明复光散

【出处】《古今医鉴》卷九。

【组成】当归尾（酒洗）、生地黄（酒浸）、黄柏（酒炒）、黄连、黄芩、柴胡、白茯苓、枳壳、羌活、防风、荆芥、石膏（煅）、甘菊花、蝉蜕、车前子（炒）、密蒙花、白蒺藜（炒）、木贼（童便浸，焙）、青葙子（炒）、羚羊角、石决明（煅）、甘草各等分。

【功效】疏风清热，平肝明目。

【主治】目赤目昏，畏光，目痒

流泪，翳膜遮睛。

【用法】为末，每服一两，食后温服。

川芎石膏散

【出处】《医学入门》卷八。

【组成】川芎、芍药、当归、栀子、黄芩、大黄、菊花、荆芥、人参、白术各五分，滑石四钱，寒水石、桔梗各二钱，甘草三钱，石膏、防风、连翘、薄荷各一钱，砂仁二分半。

【功效】散风清热。

【主治】风热上攻，头目昏眩痛闷，风痰喘嗽，鼻塞口疮，烦渴淋闭，眼生翳膜，以及中风偏枯。

【用法】水煎温服，忌姜、醋、发热物。

天麻退翳散

【出处】《审视瑶函》卷三。

【组成】白僵蚕（热水泡，去丝，姜汁炒）、当归身（酒洗，炒）、防风、石决明（醋煅）、白芷、熟地黄（酒炒，烘干）、黄芩（炒）、木贼、枳壳（麸炒）、麦冬（去心，焙干）、羌活、白蒺藜（杵去刺，炒）、川芎、荆芥穗、菊花、蔓荆子、蝉蜕（去头、足）、赤芍、天麻（炒）、密蒙花各等分。

【功效】疏风清肝，养血明目，退翳除障。

【主治】垂帘翳障，昏暗失明。

【加减】眼红，加黄连（酒洗，炒）。

【用法】为粗末，每服二三钱，灯心汤调下。

四、目赤肿痛

还睛丸

【出处】《太平惠民和剂局方》卷七。

【组成】白术（生用）、菟丝子（酒浸，另研）、青葙子（去土）、防风（去芦）、甘草（炙）、羌活（去苗）、白蒺藜（炒，去尖）、密蒙花、木贼（去节）各等分。

【功效】益肝肾，疏风热。

【主治】风毒上攻，目赤肿痛，怕日畏光，眵多流泪，隐涩难开，眶痒赤痛，睑眦红烂，瘀肉侵睛，或患暴赤眼，睛疼不可忍者。

【用法】为细末，炼蜜成丸，如弹子大，每服一丸，空心食前，细嚼，白汤吞下，日三服。

碧玉散

【出处】《审视瑶函》卷六。

【组成】羌活、踯躅花、薄荷、川芎、防风、蔓荆子、细辛、荆芥、白芷各一钱，风化硝、石膏（煅）、青黛、黄连各三钱，鹅不食草三两。

【功效】清热散风，通窍止痛。

【主治】目赤肿痛，昏暗畏光，隐涩疼痛，风痒头重，脑鼻酸痛，翳膜胬肉，眵泪稠黏，卷毛倒睫。

【用法】为细末，吹鼻中，一日吹三次。

散血膏

【出处】《证治准绳·类方》。

【组成】紫金皮、白芷、大黄、姜黄、南星、大柏皮、赤小豆、寒水石。

【功效】清热泻火，消肿止痛。

【主治】目赤肿痛，不能开睛，热泪如雨者。

【用法】为细末，生地黄汁调成膏，敷眼四周。

退赤散

【出处】《证治准绳·类方》。

【组成】大黄、黄芩、黄连、白芷、赤芍、当归、栀子各等分。

【功效】泻火解毒，活血散瘀。

【主治】热毒上攻所致目赤肿痛。

【用法】锉为散，桑白皮同煎，食后服。

泻青丸

【出处】《小儿药证直诀》卷下。

【组成】当归（去芦头，切，焙）、龙胆（焙）、川芎、栀子仁、川大黄（湿纸裹，煨）、羌活、防风（去芦头，切片，焙）各等分。

【功效】清泻肝火。

【主治】因肝火郁结，目赤肿痛，易惊易怒，不能安卧，尿赤便秘，脉洪实者。

【用法】为末，炼蜜为丸，鸡头子大，每服半丸或一丸，煎竹叶汤，同砂糖温水化下。

五、夜盲

石斛明目丸

【组成】石斛、人参、肉苁蓉、青葙子、苦杏仁、枳壳、生地黄、枸杞子、天冬、菟丝子、茯苓、决明子、五味子、黄连、川芎、磁石、水牛角、麦冬、菊花、山药、熟地黄、白蒺藜、甘草、防风、牛膝、生石膏。

【功效】平肝清热，滋肾明目。

【主治】肝肾两亏，虚火上炎所致初期老年性白内障、中心性浆液性视网膜脉络膜病变、开角型青光眼等，症见瞳仁散大，夜盲昏花，视物不清，头目眩晕，精神疲倦。

【用法】浓缩丸剂，每袋6克，1次1袋，1日2次，温开水送服。

【宜忌】忌辛辣之物。

石斛夜光丸

【组成】熟地黄、枸杞子、天冬、麦冬、石斛、肉苁蓉、菟丝子、生地黄、五味子、牛膝、人参、怀山药、茯苓、甘草、犀角（水牛角代）、羚羊角、黄连、菊花、青葙子、决明子、白蒺藜、苦杏仁、川芎、枳壳、防风。

【功效】补益肝肾，平肝息风，清热明目。

【主治】肝肾不足、阴虚火旺所致夜盲症、老年性白内障、脉络膜炎、视神经炎及视神经萎缩等，症见头昏眩晕，腰酸遗精，双目干涩，视力下降，舌红，脉细数。

【用法】大蜜丸，每丸6克；小蜜丸，每瓶6克。成人1次服大蜜丸1丸，1日2～3次；小蜜丸3～6

克，1日2次，温开水送服。

【宜忌】忌辛辣物，不宜久服。

谷精草

【功效】散风，明目，退翳。

【主治】风热目赤，角膜云翳，眼干燥症，结膜炎，夜盲症。配夏枯草，散风热明目，祛头风散结，治目赤肿痛，瘰疬结核。配防风，祛风明目止痒，散表邪化湿退翳，治云翳遮睛，视物不清，皮肤瘙痒、湿疹、疙瘩。配柴胡、龙胆，退风热祛翳增效，清肝火止痛加功，治肝热所致目赤肿痛，翳障目盲，畏光目涩，胁肋疼痛，头晕目眩，风热头痛。

【用法】内服，4.5～9克。外用，水煎取汁熏洗患处。

【宜忌】忌铁器。

【选方】（1）谷精草汤：谷精草9克，荆芥穗6克，玄参6克，牛蒡子6克。水煎服。适用于角膜炎、结膜炎造成的斑翳遮睛，风热头痛。

（2）治夜盲。谷精草15克，夜明砂9克，苍术15克，与猪肝200克同煮熟，分2次空腹吃肝喝汤。

六、耳鸣

耳疳散

【出处】《中医外科学讲义》。

【组成】五倍子、黄连、黄丹、枯矾、龙骨、乌贼骨各二钱，麝香、冰片各二分。

【功效】解毒收敛，清热消肿。

【主治】慢性中耳炎流脓水，耳内肿胀疼痛，痛连头顶，耳鸣或听觉减退，或作痒不适，脓水黑臭或青白，经年不干，甚则耳后腐烂溃脓，损及骨膜等症。

【用法】为细末，先将耳内脓水拭净，再用药粉少许，吹入耳内，每日二至三次。

锁阳固精丸

【出处】《北京市中药成方选集》。

【组成】鹿角霜、龙骨（煅）、韭菜子、牡蛎（煅）、锁阳、芡实（麸炒）、莲子肉、菟丝子（盐水炒）、牛膝、杜仲（盐水炒）各二两，大青盐、大茴香（盐水炒）、莲须、补骨脂（盐水炒）、肉苁蓉（酒炙）各二两五钱，熟地黄、山药各五两六钱，巴戟天（甘草水炙）三两，茯苓一两一钱，山茱萸（酒蒸）一两七钱，牡丹皮、泽泻一两一钱，知母、黄柏各四钱。

【功效】温阳补肾，固涩精关。

【主治】由于肾虚引起的肾囊潮湿，梦遗滑精，目眩耳鸣，腰膝酸痛，四肢无力。

【用法】蜜丸，每丸重三钱，每服一丸，日服两次，淡盐水或温开水送服。

三才封髓丹

【出处】《卫生宝鉴》。

【组成】天冬、熟地黄、人参各五钱，黄柏三两，砂仁一两五钱，炙甘草七钱五分。

【功效】益气养阴，降火涩精。

【主治】气阴亏虚引起的遗精，体倦神疲，头晕耳鸣，腰腿酸软，舌红，苔薄，脉细无力者。

【用法】上药共研细末，面糊为丸。每次一钱八分，以肉苁蓉三钱煎汤去渣，食前送下。也可用饮片做汤剂，各药用量按常规剂量。

神曲丸

【出处】《备急千金要方》卷六。

【组成】神曲四两，磁石二两，光明砂一两。

【功效】重镇安神，潜阳明目。

【主治】肾阴不足，心阳偏亢而致视物昏花，耳鸣耳聋，心悸失眠，亦治癫痫。

【用法】为末，炼蜜为丸，如梧桐子大，饮服三丸，日三服。

安神补心丸

【出处】《中华人民共和国药典》一部。

【组成】丹参六两，五味子（蒸）三两，石菖蒲二两，安神膏一斤一两二钱。

【功效】养心安神。

【主治】心悸失眠，头晕耳鸣。

【用法】丹参、五味子、石菖蒲三味粉碎成细粉；另取合欢皮、菟丝子、墨旱莲各三份，女贞子（蒸）四份，首乌藤五份，地黄两份，珍珠母二十份，混合，加水煎煮两次，第一次三小时，第二次一小时，合并煎液，滤过，滤液浓缩制成安神膏，按处方量与上述粉末混合制丸，干燥，打光或包糖衣，口服，一次十五丸，一日三次。

七、病后听力下降

通窍耳聋丸

【组成】龙胆、柴胡、芦荟、青黛、黄芩、木香、陈皮、青皮、天南星、当归、栀子、熟大黄。

【功效】清肝泻热，利湿通窍。

【主治】肝经热盛所致神经性耳聋、耳鸣、外耳道炎、外耳湿疹、中耳炎等，症见耳常鸣响，听力下降，头晕目眩，头胀头痛，耳内肿痛，目赤口苦，胸膈满闷，大便燥结。

【用法】丸剂，每50粒重3克，每袋18克。1次6克，1日2次，温开水送服。

【宜忌】忌辛辣食物。孕妇忌服。

红棉散

【组成】炉甘石、冰片、麝香、枯矾、苏木、红花。

【功效】活血消肿止痛。

【主治】肝胆火毒上攻所致外耳道炎、外耳道湿疹及急、慢性化脓性中耳炎，症见耳内红肿，瘙痒疼痛，流脓流水，听力下降等。

【用法】散剂，每瓶1.5克。外用，先用棉签拭净脓水后，将少量药粉吹入耳内。

【宜忌】忌辛辣刺激饮食。耳内用药不宜太多。

八、鼻窦炎

双料喉风散

【组成】牛黄、珍珠、冰片。

【功效】清热解毒，消肿止痛。

【主治】热毒蕴结所致白喉、急性咽喉炎、鼻窦炎、中耳炎、褥疮等，症见咽喉肿痛，口腔糜烂，牙龈肿痛，鼻流脓涕，耳内流脓，皮肤溃烂等。

【用法】散剂，每瓶1.25克。喷瓶，每瓶2.2克，吹敷。口腔咽喉病症：每瓶分6次吹敷患处，每日3次。鼻窦炎：每次取少许吸入鼻内，每日4～5次。中耳化脓：先用3%双氧水洗净耳道，再将药粉吹入，每次少许，每日1次。皮肤溃烂：先用浓茶洗净患处后再敷药，每日1次。

【宜忌】忌辛辣食物。

鼻通宁滴剂

【组成】鹅不食草、辛夷等。

【功效】宣肺通窍。

【主治】肺经风热所致慢性鼻窦炎、慢性鼻炎等，症见鼻塞不通，头昏头痛，鼻流浊涕。

【用法】滴剂，每瓶10毫升。1次2～4滴，1日3～4次，滴鼻腔。

滴通鼻炎水

【组成】辛夷、白芷、麻黄、细辛、蒲公英等。

【功效】宣肺通窍。

【主治】风邪袭肺所致急慢性鼻炎、鼻窦炎等，症见鼻塞不通，久病流涕。

【用法】每瓶10毫升，1次2～4滴，1日3次，滴鼻腔。

鼻康片

【组成】鱼腥草、羊耳菊等。

【功效】清热解毒，散邪通窍。

【主治】肺经风热或肺胃热盛所致急性鼻炎、鼻窦炎等，症见鼻塞头痛，涕多色脓，嗅觉减退，口干思饮。

【用法】片剂，每瓶100片。1次3片，1日3次，温开水送服。

鼻炎糖浆

【组成】白芷、麻黄、苍耳子、辛夷、鹅不食草、黄芩。

【功效】清热解毒，宣肺通窍。

【主治】肺经郁热上蒸所致急慢性鼻炎、鼻窦炎等，症见鼻塞头痛，鼻流浊涕，不闻香臭，口舌干燥，舌红，苔黄。

【用法】糖浆剂，每瓶100毫升。1次10～15毫升，1日3次，温开水送服。

千柏鼻炎片

【组成】千里光、卷柏、决明子、麻黄、羌活、川芎、白芷。

【功效】清热解毒，活血祛风。

【主治】风热邪毒所致急慢性鼻炎、鼻窦炎等，症见鼻塞不通，头痛，鼻流浊涕。

【用法】片剂，每片0.2克，每瓶100片。1次3～4片，1日3次，温开水送服。

九、鼻疖

鼻渊丸

【组成】苍耳子、辛夷、白芷、薄荷、荆芥、酒黄芩、连翘、地骨皮、赤芍、天花粉、桔梗、甘草、玄参、麦冬。

【功效】疏风清热，泻火消肿，通窍止痛。

【主治】肺经风热所致急慢性鼻窦炎、慢性鼻窦炎急性发作、急性鼻炎、鼻疖肿等，症见鼻流黄浊脓涕，量多气臭，鼻塞不通，嗅觉减退，鼻窍红肿，焮热疼痛，鼻腔干燥，口干，舌红，苔黄，脉浮数。

【用法】大蜜丸，每丸9克。1次1丸，1日3次，温开水送服。

【宜忌】忌食辛辣厚味之物。风寒表证者不宜使用。

蒲公英方

【组成】蒲公英20克，野菊花15克，金银花10克。

【功效】祛邪清热，解毒消肿。

【主治】咽喉肿痛、鼻疖、淋巴结炎、尿路感染、肝炎、上呼吸道感染等。

【用法】水煎服，每日1剂。